Au-delà de cette limite
votre ticket
est toujours valable

Docteur Georges Debled

Au-delà de cette limite votre ticket est toujours valable

Comment vaincre le vieillissement
de l'homme

Albin Michel

ISBN 2-226-05607-6

*Je dédie ce livre aux nombreux malades qui m'ont
fait confiance depuis plus de vingt-cinq ans,
contre vents et marées.*

STANCES

Marquise, si mon visage
A quelques traits un peu vieux,
Souvenez-vous qu'à mon âge
Vous ne vaudrez guère mieux.

Le temps aux plus belles choses
Se plaît à faire un affront,
Et saura faner vos roses
Comme il a ridé mon front.

Le même cours des planètes
Règle nos jours et nos nuits :
On m'a vu ce que vous êtes
Vous serez ce que je suis.

Cependant j'ai quelques charmes
Qui sont assez éclatants
Pour n'avoir pas trop d'alarmes
De ces ravages du temps.

Vous en avez qu'on adore ;
Mais ceux que vous méprisez
Pourraient bien durer encore
Quand ceux-là seront usés.

Ils pourront sauver la gloire
Des yeux qui me semblent doux,
Et dans mille ans faire croire
Ce qu'il me plaira de vous.

Chez cette race nouvelle,
Où j'aurai quelque crédit,

Vous ne passerez pour belle
Qu'autant que je l'aurai dit.

Pensez-y, belle Marquise,
Quoiqu'un grison fasse effroi,
Il vaut bien qu'on le courtise,
Quand il est fait comme moi.

CORNEILLE, *Poésies choisies*, 1660.

PREMIÈRE PARTIE

LE RETOUR D'ÂGE MASCULIN

> « Par la connaissance des hormones, ne
> sommes-nous pas à la veille de mettre
> la main sur le développement de notre
> corps – et du cerveau lui-même ? »
>
> TEILHARD DE CHARDIN,
> *Le Phénomène humain.*

1.

L'ANDROPAUSE ATTEINT
TOUS LES HOMMES
DE PLUS DE QUARANTE ANS

La régression sexuelle, atteint, un jour ou l'autre, tous les hommes de plus de quarante ans. Ce phénomène frappe parfois l'homme jeune. Le vieillissement sexuel provoque l'impuissance organique, la stérilité, des troubles de l'éjaculation et de la miction. La motivation sexuelle disparaît. L'état général s'effondre. L'arrêt de l'activité sexuelle est de moins en moins accepté par l'homme qui se trouve confronté à une situation à laquelle il ne trouve aucune explication logique.

Ce qu'il ignore, par manque d'information, c'est que l'hormone mâle, la testostérone, est d'abord l'hormone qui régit la structure de toutes les protéines du corps. Tous les organes sont constitués de protéines et leur assemblage est contrôlé impérativement par la testostérone. Lorsque celle-ci vient à manquer du fait de l'âge, les structures dégénèrent.

La testostérone agit également sur les organes génitaux en assurant leur développement et leur intégrité. Pour cela, elle doit être transformée en une autre hormone sexuelle plus active, la dihydrotestostérone.

La diminution de la sécrétion des hormones mâles se traduit par conséquent, non seulement par le vieillissement sexuel, mais également par des transformations régressives de l'organisme que chacun peut observer. Au début les signes sont discrets, mais petit à petit les transformations de l'organisme peuvent avoir les conséquences suivantes :

– un accroissement du poids avec un alourdissement progressif de la silhouette, une fonte musculaire (l'hormone est la nourriture du muscle) ; une fragilisation du tissu osseux, suivie de rhumatisme de l'épaule, d'arthrose de la colonne vertébrale, etc.

– la diminution de la mémoire, du vague-à-l'âme, de l'irritabilité ;

– la fatigue générale, l'anémie ;

– le développement de l'artériosclérose : les artères, dont les parois musculaires sont constituées de tissu musculaire, se durcissent et deviennent artérioscléreuses (bien entendu, il ne s'agit là que d'un facteur contribuant à l'artériosclérose, mais il est important) ;

– les varices des jambes, les hémorroïdes ;

– l'atrophie de la peau qui devient fine, rougit au soleil sans brunir ;

– l'hypertension par suite du durcissement artériel.

L'horloge génétique déclenche le vieillissement sexuel de chaque individu vers quarante ans. Il existe des variations individuelles qui expliquent le vieillissement plus tardif de certains hommes. Ils vivent par conséquent plus longtemps. Il est des familles où l'on vit vieux. Il en est d'autres où l'on meurt jeune. Cette différence est probablement liée à la capacité des glandes sexuelles de sécréter des hormones plus ou moins longtemps. C'est ce phénomène qui explique entre autres l'existence des centenaires.

Le gène responsable du vieillissement sexuel n'est pas encore isolé. En revanche, les caractéristiques biologiques de cette régression et leurs conséquences sont de mieux en mieux connues. Dès lors, il existe un traitement préventif qui est l'objet principal de ce livre. Le vieillissement de la femme est l'objet d'une étude constante depuis une trentaine d'années. Des avancées spectaculaires ont eu lieu sur le plan du diagnostic biologique et du traitement préventif. L'homme est curieusement resté le grand absent de ces études, pourtant il vieillit aussi. Maintenant qu'il existe un traitement préventif du vieillissement sexuel, il n'y a plus aucun intérêt à le nier.

LA MÉNOPAUSE

Le terme ménopause est connu depuis 1823. Il signifie « la fin de la fonction ovarienne », communément « le retour d'âge féminin ». L'aspect le plus visible de cet état est la disparition des règles. Dès lors, les ovules ne sont plus produits. La grossesse devient impossible.

La cessation des règles n'est pas la ménopause. Elle n'en constitue qu'un des symptômes, et ceux-ci sont nombreux. La ménopause est le résultat de l'involution des glandes sexuelles de la femme, les ovaires. Ces glandes produisent non seulement des ovules nécessaires à la fécondation, mais aussi des hormones qui régissent toute une série de fonctions nécessaires au bon fonctionnement de l'organisme.

Les femmes connaissent mieux leur corps que les hommes parce qu'elles sont confrontées dès l'adolescence au profond bouleversement de leur organisme et à l'apparition des règles. Ensuite, leur corps sera transformé lors de la grossesse sous l'influence des hormones sexuelles femelles. Elles n'ignorent pas que, vers la quarantaine, ou plus tard, leur période de fécondité aura une fin. Elles vivent cela depuis des millénaires.

Lorsque la ménopause survient, toute une série de symptômes font leur apparition, provoqués par la cessation progressive de la sécrétion d'hormones. Ces symptômes apparaissent parfois avant la cessation des règles, durant cette période, ou plus tard.

August A. Werner [1*] avait publié en 1939 les symptômes présentés par 197 femmes ménopausées ou ayant subi l'ablation des ovaires :

La ménopause provoque également l'atrophie des organes génitaux féminins. En l'absence de traitement il arrive que l'entrée du vagin se resserre au point que l'on ne peut plus y introduire un petit doigt.

---

* Voir Notes bibliographiques en fin d'ouvrage.

Ménopause. Fréquence des symptômes	
Symptômes	Fréquence en %
1. Règles irrégulières	99,2
2. Nervosité	97,6
3. Bouffées de chaleur	89
4. Excitabilité	83,7
5. Fatique, lassitude	83,7
6. Dépression, pleurs	77,4
7. Constipation	76,2
8. Irritabilité	75,1
9. Tachycardie, palpitations et manque de souffle	68,8
10. Vertiges	67,4
11. Diminution de la mémoire et de la concentration	66,8
12. Sommeil perturbé	66,1
13. Absence de règles	57,6
14 Maux de tête	56,4
15. Psychose	52,2
16. Maux de tête et douleurs dans le cou	50,6
17. Troubles de la vision	49,4
18. Engourdissement et picotements	35,3
19. Pieds et mains froids	35,3
20. Fourmillement des mains et des pieds	25,4
21. Douleurs vagues (connues sous le nom de mélancolie involutive)	77,1

D'après August A. Werner.

Les troubles urinaires sont fréquemment associés. La paroi antérieure du vagin est directement en contact avec la sortie de la vessie qui est également sensible au climat hormonal. Il s'ensuit une rigidité du col vésical* qui provoque des cystites récidivantes et de l'incontinence à cause de la mauvaise « vidange » de la vessie. Les dérèglements hormonaux provoquent également des lésions responsables d'hémorragies de l'utérus qu'il faut parfois enlever. En revanche, la femme traitée ne développe pratiquement pas de fibrome. Le cancer de la muqueuse qui tapisse la cavité utérine (endomètre) est quatre fois moins fréquent chez la femme correctement traitée que chez celle qui ne suit aucun traitement hormonal**.

Les complications vasculaires sont fréquentes chez la femme ménopausée. Elles sont dues à l'artériosclérose qui provoque l'hypertension.

On assiste, à la ménopause, à des dérèglements du taux de sucre dans le sang. Sa mauvaise combustion donne lieu au diabète. La peau se flétrit également par manque d'hormones femelles et cette régression est retardée en suivant régulièrement un traitement préventif.

Il n'y a pas une semaine où des publications médicales ne font état de la prévention de l'ostéoporose chez la femme grâce aux hormones femelles de substitution. L'ostéoporose est un phénomène de régression caractérisé par la fragilité des os. Les femmes dépourvues d'hormones femelles se cassent facilement le col du fémur en faisant une simple chute.

Le traitement préventif de la ménopause est connu depuis plus de trente ans. Malgré les bienfaits de cette thérapeutique, sur une population de femmes ménopausées représentant 30 % de la population féminine, on ne compte aujourd'hui que 5 % de femmes traitées en France. En Angleterre 10 % d'entre elles suivent un traitement; en Allemagne 12 %; en Suisse 16 %. Devant l'ampleur de ce problème de santé pu-

---

* C'est le nom donné à la sortie de la vessie.
** Selon une étude exhaustive de Gambrell réalisée entre 1975 et 1977 [2].

blique, les autorités américaines ont décrété que le traitement hormonal devait dorénavant occuper la première place dans les programmes de santé.

Il existe aussi un cap à franchir pour les hommes au-delà de quarante ans. Pour une immense majorité de femmes, les hommes ont également un « retour d'âge ». David Elia, dans un article paru en 1989, intitulé « L'andropause existerait-elle ? »[3], précise l'avis des femmes : À la question de notre enquête nationale sur la ménopause des Françaises : existe-t-il un phénomène semblable pour les hommes ? elles ont répondu :

OUI	64,9 %
NON	25,1 %
NE RÉPONDENT PAS	10 %

Et, lorsqu'on leur demande de préciser lequel, elles évoquent, pour près de la moitié d'entre elles (44,5 %), un phénomène qu'elles nomment « andropause » ; alors qu'elles ne sont que 7,6 % à accepter de parler de « coup de vieux ».

Certains hommes, et, parmi eux des médecins, affirment : « C'est un mythe, une calomnie, l'andropause n'existe pas. » Après une telle assurance et une telle affirmation, beaucoup de femmes ayant osé le « mot » n'insistent pas et se retranchent prudemment. Pourtant il n'existe aucun argument pour nier cette évidence : « L'andropause existe. » Elle crée des ravages et constitue un phénomène de santé et de civilisation tout à fait nouveau dont il faut prendre conscience.

Le mot andropause apparaît en 1952 au dictionnaire, qui le définit comme étant « la cessation naturelle de la fonction sexuelle chez l'homme âgé », ou encore « Le retour d'âge masculin ». À partir du moment où le phénomène porte un nom, il existe. Il est impossible de nommer ce qui n'existe pas. Cette définition manque cependant de précision. Elle est à la fois partiale et partielle.

Partiale car la nuance «âgé» est mise en évidence alors qu'elle est absente dans ménopause! «Âgé» implique la notion d'âge avancé pour la cessation de l'activité sexuelle chez l'homme. Il suffit dès lors de trouver plus vieux que soi pour se conforter dans une certaine idée de la puissance sexuelle. Cette restriction du langage prouve que le retour d'âge masculin n'est accepté qu'avec beaucoup de réserve. La commission chargée de rédiger le dictionnaire serait-elle composée d'hommes moins âgés que d'autres?

Il est plus juste de définir l'andropause comme étant «la cessation naturelle de l'activité sexuelle de l'homme». Ce phénomène a lieu généralement entre quarante et soixante ans, il correspond à la ménopause chez la femme. Quelques esprits objecteront immédiatement que certains hommes ont une activité sexuelle après soixante ans. Mais d'autres sont totalement impuissants avant quarante ans. Cela est beaucoup moins connu pour une raison évidente: l'impuissant ne se vante pas.

La cessation naturelle de l'activité sexuelle chez l'homme définit mieux l'andropause qui n'est pas l'apanage des grands vieillards. Cette définition est encore insatisfaisante, elle est partielle pour deux raisons.

D'abord, la diminution de l'activité sexuelle de l'homme n'est pas soudaine. La dernière érection est précédée d'une longue période pendant laquelle elle devient plus rare, l'éjaculation moins généreuse, l'orgasme moins intense, la libido plus tiède. L'involution sexuelle qui caractérise l'andropause s'étend sur plusieurs années, bien qu'elle puisse se manifester en quelques mois.

Ensuite, la définition classique mentionne uniquement la cessation de l'activité sexuelle. Mais celle-ci n'est qu'un symptôme parmi d'autres dont les plus évidents sont l'excès de poids et l'involution du psychisme. En réalité, l'andropause est l'ensemble des modifications physiologiques et psychologiques qui accompagnent la cessation naturelle et progressive de l'activité sexuelle de l'homme.

L'andropause caractérise la fin de la vie sexuelle commencée à la puberté et, comme elle, s'étend sur plusieurs années. Le mot « puberté » est introduit dans le langage au XIVe siècle. Il définit l'ensemble des modifications physiologiques et psychologiques qui se produisent lors du passage de l'enfance à l'adolescence. Il faut attendre 1952 pour voir énoncer officiellement la fin du programme sexuel chez l'homme « âgé » : l'andropause ! Ce concept élude l'involution du corps humain frappé par le retour d'âge, et la régression du psychisme qui l'accompagne, car l'homme andropausé est diminué non seulement sexuellement, mais aussi physiquement et psychiquement.

En d'autres mots, l'éclosion de la sexualité lors de la puberté accompagne les transformations bien connues de cette période de la vie, et la régression de la sexualité, qui se manifeste lors de l'andropause, accompagne les phénomènes d'involution physique et psychique de l'organisme. Bien qu'évidents, ces phénomènes de régression sont méconnus. Ils se manifestent généralement après quarante ans.

La femme ménopausée, qui ne produit plus d'ovules, est forcément stérile. L'homme andropausé peut encore produire des spermatozoïdes pendant un certain temps, ceci explique le fait que, passé la soixantaine, certains hommes puissent encore procréer. C'est essentiellement cette différence qui est invoquée par ceux qui nient l'existence de l'andropause. Mais nous avons vu que la fertilité n'est qu'une des conséquences de cet état. Schwartz[4] a étudié les caractéristiques du sperme de 700 hommes fertiles candidats à la vasectomie ou donneurs de sperme. Il observe que le volume et la densité du sperme atteignent leur maximum entre vingt-cinq et trente ans, pour diminuer après.

Le phénomène est le même chez l'animal. Le cas récent d'Ourasi, l'étalon le plus célèbre, en est un exemple frappant. Après une carrière époustouflante sur les champs de courses, il était destiné à la reproduction. Au haras il a fallu déchanter. Ourasi, souffrant de troubles prostatiques, avait perdu sa fertilité.

Au-delà de soixante ans, la fertilité de certains hommes est cependant possible. Il s'agit d'hommes «verts» qui ont un potentiel de fertilité plus important que d'autres. Les cas de Charlie Chaplin et d'Yves Montand sont célèbres. Il existe même un cas de fertilité prouvée d'un homme de quatre-vingt-quatorze ans[5].

Un homme andropausé peut parvenir à accomplir de temps en temps l'acte sexuel et conserver une certaine fertilité. Il en retire un certain prestige mais cela ne veut pas dire pour autant qu'il est puissant comme à vingt ans. D'autre part, il peut présenter tous les troubles de l'andropause qui le conduiront inexorablement vers une vieillesse malheureuse.

2

LES HORMONES MÂLES,
CLÉS DE L'ANDROPAUSE

L'hormone est une molécule sécrétée par une glande de l'organisme. Déversée dans le sang, elle véhicule un message, une information vers un organe cible. Les cellules de la cible contiennent des récepteurs provoquant une réaction, un signal lorsqu'ils sont activés.

L'hormone est essentiellement un ingrédient nécessaire à la constance du milieu intérieur qui assure l'indépendance de l'organisme vis-à-vis d'un monde extérieur extrêmement changeant. En assurant la communication entre les cellules, les hormones intègrent les réactions biochimiques indispensables au développement harmonieux du corps humain de la naissance à l'âge adulte. Autres ingrédients nécessaires, les vitamines se trouvent dans les aliments contrairement aux hormones produites uniquement par les glandes de l'organisme.

Si la sécrétion d'hormones est déficiente à la naissance, l'organisme se développe anormalement. Lorsque la sécrétion d'hormones s'arrête chez l'adulte, les cibles se détruisent et le corps se déforme.

Les hormones sont sécrétées par des glandes : hypophyse, thyroïde, surrénales, pancréas, ovaires et testicules. Chacune sécrète des substances spécifiques nécessaires à la régulation et au bon fonctionnement de l'organisme. L'excès de sécrétion hormonale ou son défaut provoquent des troubles caractéristiques. Les testicules n'échappent pas à la loi qui régit l'ensemble des glandes : leur sécrétion insuffisante à la naissance ou provoquée par la castration produit des êtres particuliers, les castrats, comme nous le verrons plus loin. La sécrétion des testicules diminue progressivement à partir de vingt-cinq ans. Cette insuffisance provoque, après quarante ans, l'apparition de tous les symptômes de l'andropause.

LA TESTOSTÉRONE, HORMONE DE LONGUE VIE

Le testicule produit des spermatozoïdes et sécrète des hormones androgènes faisant apparaître les caractères sexuels mâles. Elles sont déversées directement dans le sang. Les androgènes ont également des effets généraux nécessaires à la construction de l'organisme. Cette action est particulièrement spectaculaire au moment de la puberté qui détermine les transformations du garçonnet en adolescent, puis en homme complètement formé.

La testostérone est l'hormone principale. Son action a été démontrée dans de nombreux organes[6]. C'est l'hormone qui régit la structure des protéines présentes dans toutes les structures du corps humain.

Le muscle squelettique contient des récepteurs d'hormones mâles[7]. Il existe un équilibre entre le taux sanguin d'hormones mâles et la masse musculaire de chaque individu. L'homme bien musclé donne l'apparence mâle. L'homme ayant un potentiel hormonal moindre présente une silhouette gracile.

À la recherche d'une performance sportive exceptionnelle, certains athlètes n'hésitent pas, malgré leur jeune âge et leur bonne santé, à prendre des hormones pour augmenter leur masse musculaire. Tout le monde se souvient de la musculature « surhumaine » qui a permis à Ben Johnson de battre Carl Lewis aux jeux Olympiques. Il fut disqualifié et a avoué publiquement avoir pris des substances anabolisantes. La prise d'hormones mâles est particulièrement frappante chez certaines athlètes féminines dont la morphologie musculaire virile est accompagnée d'une pilosité de type masculin et d'un tempérament bien trempé. La testostérone est classée par le Comité olympique dans les produits dopants interdits aux athlètes de haut niveau. L'amélioration des résultats sportifs par le dopage hormonal est un exemple de l'utilisation perverse des hormones.

Le muscle cardiaque est également sensible aux effets de la testostérone. On a démontré sur l'animal que l'administration de testostérone augmente la quantité de protéines responsables de la contraction du cœur (l'actomyosine)[8].

Les os ne sont solides que lorsqu'ils sont imprégnés d'hormones mâles[9]. Le castrat est sujet aux fractures fréquentes. La testostérone agit sur l'élasticité des structures osseuses en leur conférant l'élasticité nécessaire à la souplesse.

Le système nerveux et sa sensibilité aux hormones mâles sont les objets de nombreuses études. Il existe des récepteurs dans le cerveau, les nerfs et la moelle épinière[10].

La testostérone agit sur les comportements de domination, d'hostilité et d'agressivité. Kreutz et Rose[11] ont trouvé dans une population d'emprisonnés des taux de testostérone plasmatique plus élevés chez les individus condamnés pour des infractions incluant une notion d'agressivité (meurtre, attaque à main armée) que chez les condamnés pour vol.

La testostérone assure la mémoire et soutient la création. Elle détermine l'action positive lorsqu'elle est normalement sécrétée. Les molécules de testostérone se retrouvent en grand nombre dans les cellules nerveuses responsables de la motricité et de la coordination des mouvements. L'intégrité des fonctions nerveuses dépend, par conséquent, de la bonne sécrétion des hormones mâles.

La peau est connue pour sa dépendance aux hormones mâles[12]. L'apparition d'une peau grasse et de la pilosité à la puberté, la prédominance de la pilosité chez les hommes, son excès chez les femmes sécrétant trop d'hormones mâles, enfin la calvitie, qui est le propre de l'homme, témoignent de cette sensibilité aux hormones mâles. Pour tester la qualité d'une peau, il suffit de la pincer entre le pouce et l'index. Lorsqu'on relâche les doigts elle doit reprendre instantanément sa forme première. Certaines peaux malades et manquant d'hormones mâles restent plissées pendant quelques instants. Dans la partie profonde du derme, l'hypoderme, s'accumulent les graisses inutiles. Il faut savoir qu'en pinçant la peau entre les doigts, le bourrelet formé ne doit pas dépasser un centimètre d'épaisseur.

Les globules rouges augmentent en nombre sous l'influence des hormones mâles. L'homme fabrique plus de globules rouges que la femme. On estime que le nombre de globules rouges chez l'homme se situe entre 4,5 millions et 5,5 millions par millimètre cube de sang. Les hommes sécrétant suffisamment d'hormones mâles ont plutôt un chiffre avoisinant les 5,5 millions. De nombreux travaux ont démontré l'influence favorable des hormones mâles sur la fabrication des globules rouges[13, 14, 15].

Les globules blancs sont les gardiens de l'immunité. Ils contiennent le récepteur des hormones mâles[16, 17, 18]. En stimulant les globules blancs, les hormones mâles luttent directement contre l'infection et le cancer.

La fluidité du sang dépend de la présence suffisante d'hormones mâles[19, 20].

Les protéines sont formées grâce aux hormones mâles. La testostérone est l'hormone des protéines, de l'anabolisme, c'est-à-dire de la construction de l'organisme[21, 22].

Le foie et les reins augmentent de poids après administration d'hormones mâles. C'est la conséquence normale de la présence des protéines nouvellement incorporées, et c'est de bon tissu qu'il s'agit.

Les sucres dépendent également des hormones mâles qui agissent sur le glycogène et sur le glucose sanguin[23, 24, 25, 26].

Les graisses n'échappent pas au contrôle des androgènes. L'homme qui consulte un médecin est pratiquement toujours au courant de son taux de cholestérol et de triglycérides, mais il ignore que ces taux dépendent étroitement des hormones mâles.

Le cholestérol sanguin est représenté par différentes fractions. Les plus connues du public sont le HDL-cholestérol (le bon cholestérol) et le LDL-cholestérol (le mauvais). Il est prouvé aujourd'hui que la testostérone augmente la quantité de HDL-cholestérol qui doit être supérieure à 0,52 gramme par litre[27, 28, 29].

Les triglycérides sont abaissés sous l'influence de la testostérone, selon ces mêmes auteurs. La testostérone agit par conséquent comme régulateur des graisses de l'organisme. Le cholestérol et les triglycérides deviennent pathologiques à cause d'un dérèglement de la sécrétion hormonale. L'alimentation joue un rôle dans ce dérèglement, mais elle n'est pas seule en cause. C'est ce qui explique le manque de résultat chez l'homme qui cherche à faire baisser le taux de ses graisses dans le sang par un régime draconien.

La testostérone agit sur tous les organes et sur toutes les fonctions. Elle mérite d'être considérée comme hormone de longue vie parce que, aussi longtemps qu'elle est sécrétée en quantité suffisante, le corps reste en bonne santé.

LA TESTOSTÉRONE, HORMONE DE L'ÉNERGIE SEXUELLE

Une bonne activité sexuelle est le reflet d'une bonne santé. Ici encore la testostérone joue un rôle capital. Le pénis, les testicules, la prostate et les vésicules séminales ne peuvent fonctionner normalement que lorsqu'ils sont « nourris » par les hormones mâles.

Il existe ici une particularité par rapport aux autres organes : la testostérone est transformée sur place en une hormone sexuellement plus active, la dihydrotestostérone. Comment cela se passe-t-il ? En réalité, la testostérone circule dans l'organisme, liée à des protéines porteuses. Celles-ci libèrent régulièrement 2 % de la quantité totale de testostérone. Cette testostérone libre pénètre dans les organes pour y faire son travail. Lorsqu'elle pénètre dans les organes sexuels, elle est transformée en dihydrotestostérone.

Pour être efficace, il faut par conséquent une bonne sécrétion de testostérone, que cette hormone puisse se libérer des protéines porteuses, qu'elle soit transformée en dihydrotestostérone, son dérivé sexuellement actif.

LE TAUX DE TESTOSTÉRONE S'ABAISSE AVEC L'ÂGE

En vieillissant, l'homme sécrète de moins en moins d'hormones mâles. Les taux de la testostérone et de la dihydrotestostérone s'abaissent régulièrement à partir de vingt-cinq ans[30, 31, 32]. Cependant, il existe un piège pour l'interprétation du taux de testostérone. Avec l'âge, le taux de la protéine porteuse augmente, la testostérone y reste liée et ne peut se libérer. Comme c'est la testostérone libre qui est biologiquement active, son taux diminue significativement[30, 33, 34]. Il n'y a par conséquent plus assez de testostérone pour pénétrer dans les organes sexuels et dans l'ensemble des organes. Ce phénomène déclenche l'involution de tout l'organisme et amorce les cercles vicieux de l'autodestruction qui s'amplifient avec le temps pour aboutir à la mort.

Au niveau des organes sexuels la dihydrotestostérone est également moins sécrétée (parce que le taux d'enzymes nécessaires à sa fabrication diminue) avec comme corollaire l'élévation du taux des hormones femelles. Le tout aboutit à une féminisation du vieillard ou, encore, à une involution des caractères sexuels mâles[33, 35].

3.

LE CASTRAT, UN MODÈLE
DE L'ANDROPAUSÉ

L'absence de sécrétion de testostérone, après ablation des testicules, produit un être à la croisée des deux sexes : le castrat, chez qui apparaissent rapidement des changements profonds caractéristiques du vieillissement sexuel et du vieillissement général.

La castration rituelle est la conséquence de l'évolution perverse de l'idée religieuse. Au début, l'homme primitif vit en tribu dans une promiscuité totale. Il a des rapports sexuels au gré des affinités. La femme perd du sang à chaque révolution lunaire. La naissance est un mystère. L'homme chasse. La femme s'occupe des enfants : d'instinct son rôle est plus spirituel, elle désigne le chef du clan qui dirigera la chasse et le combat. La mère est respectée, vénérée, divinisée.

Dans l'Antiquité, le rôle spirituel est tenu par les prêtresses au service des dieux. Petit à petit, l'homme veut accaparer les prérogatives féminines. Il lui faut pour cela ressembler à la femme. Il invente un stratagème : la castration, et respecte ainsi la conception religieuse du sang versé. Ensuite, il revêt la robe de la prêtresse et devient le serviteur des dieux.

En Phrygie antique, Cybèle est la déesse-mère. Éprise d'A-tys, un jeune Phrygien d'une éblouissante beauté, elle en fait le gardien de son temple. Atys rencontre une jolie nymphe dont il tombe amoureux, Cybèle l'apprend et, de rage, fait périr sa rivale. Atys s'enfuit ; désespéré, il se castre à l'aide d'une pierre tranchante. Cette légende fut à l'origine de la castration rituelle des prêtres de Cybèle lors de leur consécration. La mutilation sanglante se fait d'un coup d'épée au cours de fêtes et de danses frénétiques qui durent plusieurs jours. Le culte de Cybèle eut de nombreux adeptes et connut son apogée lorsque l'empereur Claude l'autorisa sur l'ensemble de l'Empire romain.

Au début de l'ère chrétienne, des moines fanatiques reprennent le thème de la castration purificatrice. Non contents de se purifier eux-mêmes, ils veulent faire des adeptes en grande série. Sanguinaires, ils sont éliminés.

En 325 après Jésus-Christ, le concile de Nicée interdit la prêtrise aux castrats volontaires. Toutefois, si la perte des testicules est le résultat d'une maladie ou d'une agression barbare, l'eunuque est autorisé à rester dans le clergé car, à cette époque, on castre allégrement. Marc Lanval[36] raconte l'histoire d'Abélard, le plus célèbre castrat du Moyen Âge, dans un livre sur les mutilations sexuelles :

« Abélard était un prédicateur dont le talent oratoire et la science théologique avaient porté la réputation au loin. Il était le chef incontesté de la célèbre école de Paris. À trente-huit ans, il devint le précepteur d'Héloïse, la jolie nièce (d'aucuns disent la jolie fille, ce qui est beaucoup plus vraisemblable) du chanoine Fulbert. Héloïse était bonne élève et fut très rapidement séduite par l'autorité de la parole d'Abélard. Cette admiration platonique se transforma rapidement en un amour partagé qui se termina normalement... par une grossesse.

« Éperdue, craignant le ressentiment de Fulbert, Héloïse se fit enlever par Abélard et s'en alla accoucher d'un fils auprès de Denise, la sœur d'Abélard, qui vivait en Bretagne. Fulbert, mis au courant, entra dans une violente colère. Pour réparer l'outrage (?), Abélard offre d'épouser Héloïse et d'abandonner son enseignement. Mais l'héroïque amante refuse ce sacrifice, ne voulant pas compromettre la carrière de son amant. Les deux jeunes gens font assaut d'amour et d'abnégation, mais Abélard, de sa voix chaude et convaincante, parvient à persuader Héloïse. Ensemble, ils regagnent Paris, où, après une nuit passée en prière, leur union est enfin bénie au pied des autels. Fulbert, furieux de voir lui échapper le scandale et qui n'avait pas prévu ce dénouement, jura de se venger. Héloïse, prise de peur, se réfugia au couvent d'Argenteuil. Fulbert, soudoyant un serviteur d'Abélard et aidé de quelques membres de sa famille désireux de partager sa vengeance, se mit à l'affût du moine amoureux. Une nuit, le malheureux tomba dans un guet-apens. On le ligota, on le transporta au loin et Fulbert, dans sa rage sanguinaire, le mutila de sa propre main. L'inconsolable Héloïse prit définitivement le voile dans le couvent où elle s'était réfugiée et Abélard se retira à l'abbaye de Saint-Denis, d'où, une fois guéri, il retourna à Paris reprendre ses cours et ses conférences si tragiquement interrompus. »

C'est en se basant sur le concile de Nicée qu'Abélard fut néanmoins maintenu dans ses prérogatives sacerdotales.

L'interdiction de la mutilation sexuelle ne mit pas fin aux beaux jours de la castration volontaire. La castration pratiquée avant la puberté donne aux castrats une voix aiguë particulière qui ne ressemble ni à la voix de la femme ni à celle de l'homme. Ses caractéristiques la rendent proche de celle de l'enfant. La maîtrise musicale du castrat lui confère une « voix d'ange ». Au Moyen Âge, et surtout au XVIe siècle, les castrats chanteurs deviennent plus nombreux, ils entrent dans les chorales religieuses et acquièrent souvent une grande notoriété. Ceux de la chapelle Sixtine déplacent des foules et concurrencent sérieusement les chanteurs non castrés. Contre un salaire pour leur famille, des milliers d'enfants italiens sont châtrés afin d'assurer leur avenir artistique et matériel.

Vers la fin du XIIIe siècle, le phénomène prend des proportions inquiétantes. Voltaire accusera plus tard cette pratique dans une phrase lapidaire : « Il n'y a plus que le Grand Turc et le Pape qui fabriquent des eunuques. » Sous la pression de l'opinion publique, le pape publie des édits interdisant la castration d'enfants, mettant fin à une tradition séculaire : la voix d'ange, symbole de pureté et d'innocence. Sous l'occupation française de Rome en 1851, le pape Pie IX sera contraint d'abolir définitivement la castration.

En Russie, au XIIIe siècle, les Skoptzy sont des castrats voués à un ascétisme rigoureux. Ils sont persécutés. L'oppression judiciaire s'adoucit au début du XIXe siècle. Dès lors, la secte mutile hommes et femmes avec frénésie. Au cours de cérémonies d'initiation, l'homme est châtré, la verge n'est pas épargnée. L'excision du clitoris et l'amputation des lèvres sont pratiquées chez la femme. La secte est riche et achète les nouveaux adeptes. Les Skoptzy prêtent de l'argent au-delà des possibilités de remboursement. L'emprunteur, acculé à la faillite, efface sa dette en devenant membre de la secte. Pour perpétuer le mouvement religieux, certains adeptes retardent le moment de la castration et leurs enfants sont élevés dans le culte de la mutilation sexuelle. Dans la deuxième moitié du XIXe siècle, à nouveau persécutée, la secte émigre en Roumanie. Jusqu'à la Deuxième Guerre mondiale, les Skoptzy ont vécu tranquilles à Bucarest où ils exerçaient le métier de cocher, ensuite de chauffeurs de taxis.

Entre les deux guerres mondiales, Pittard a décrit, dans une étude classique sur les castrats[37], leur structure imposante due au développement exagéré des os des bras et des jambes, lorsque la castration est pratiquée avant la puberté.

La castration provoque des modifications profondes de l'organisme. Les transformations sont différentes selon que l'opération est pratiquée avant ou après la puberté. Chez les jeunes garçons subissant la castration avant la puberté, la croissance osseuse est modifiée. Les transformations du squelette leur confèrent une allure incomparable. Les bras et les jambes sont démesurés par rapport au tronc. Les cartilages des os longs ne se soudent pas et leur croissance peut continuer jusqu'à quarante ans. Debout, le castrat est un géant. Assis, il ressemble à un nain. Son crâne est réduit dans les trois dimensions, le cerveau est petit, la face est plus large au niveau des orbites. Son bassin est large, son torse n'a pas la forme en

V du torse masculin, ses épaules sont étroites. Le castrat n'a pas de pomme d'Adam, son larynx petit et non ossifié lui confère une voix de soprano infantile d'une étrange beauté. Tous les castrats présentent des caractères communs. Lorsqu'ils sont châtrés après la puberté, ils ressemblent étrangement aux hommes andropausés.

Les organes génitaux du castrat ne se développent pas. Le pénis reste infantile chez l'adulte. Le scrotum est petit et non pigmenté. La prostate et les vésicules séminales sont rudimentaires. La régression des organes génitaux provoque l'impuissance et l'impossibilité d'éjaculer.

Le castrat a tendance à devenir obèse. La graisse se dépose au niveau des hanches, des cuisses, du bas-abdomen, et de la poitrine. On constate souvent une augmentation du volume des seins généralement atrophiés chez l'homme.

Le visage est typique. Simulant la somnolence, les paupières présentent un dépôt de graisse caractéristique dans les parties latérales. Les muscles qui donnent la mobilité du masque sont infiltrés par la graisse et restent figés. Le visage présente un air bouffi et gras. Les yeux sont tristes et le regard éteint. L'expression de la physionomie de l'eunuque reste pareille pendant toute sa vie. Aussi est-il extrêmement difficile de lui donner un âge.

La peau fine et délicate a une apparence cireuse due à la diminution de la circulation sanguine. En l'absence d'hormones mâles, il n'y a pas de pigments cutanés. La peau du castrat ne brunit pas au soleil, elle rougit. Les rides apparaissent facilement et la peau fripée du vieux castrat est caractéristique.

La pilosité cutanée est pauvre, les poils du pubis et des aisselles sont parfois absents. La moustache et la barbe ne se développent pas. En revanche, l'eunuque garde une chevelure fine et abondante, il ne connaît pas la calvitie.

Les os, les cartilages et les ligaments sont fragiles. La déminéralisation des os favorise les fractures fréquentes. Les vertèbres se tassent, la colonne vertébrale se déforme. La faiblesse du tissu de soutien provoque l'affaissement de la voûte plantaire. Le pied est plat. Les genoux s'entrechoquent. Les articulations sont faibles, sujettes à l'arthrose et au rhumatisme articulaire déformant.

Les muscles ne se développent pas, même à l'effort. Le cœur bat moins vite. Les châtrés sont des constipés chroniques. La fabrication des globules rouges est réduite de 10 %.

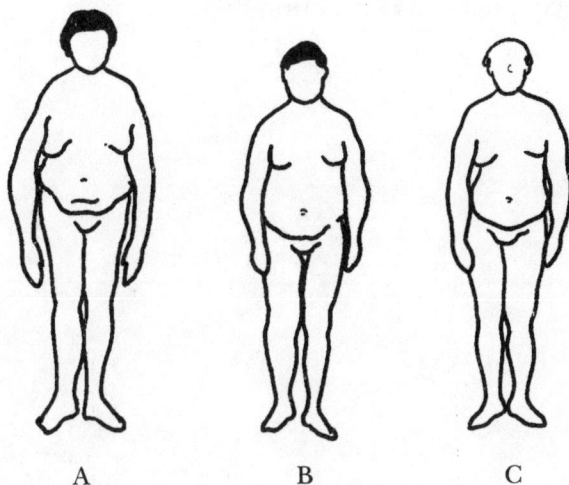

Fig. 1

A. *Les os longs du castrat châtré avant la puberté lui confèrent une stature imposante. À vingt ans, il est obèse.*

B. *Le castrat châtré après la puberté a une taille normale. À vingt ans, il est gras. Il conserve sa chevelure.*

C. *L'homme andropausé ressemble au castrat châtré après la puberté. Beaucoup deviennent chauves.*

Le cerveau contient des récepteurs spécifiques de l'hormone mâle, il n'échappe pas aux modifications profondes provoquées par le manque de testostérone. Toutes les facultés psychiques sont atteintes. Le castrat est un être passif et craintif. Son intelligence est réduite. Il est dépourvu d'esprit de synthèse et incapable d'inventer et de créer. Ses réactions primaires font de lui un obstiné. Instable, il éprouve des passions éphémères. Le rire succède aux larmes. Le castrat est incapable de concentrer ses idées, il n'a pas de mémoire ni de volonté. Il est sujet à la dépression et au suicide. L'absence de libido lui permet de bien supporter son impuissance sexuelle. Il adore les parures, les bijoux, les parfums et pardessus tout l'argent. Non pour l'amour des choses, mais pour la puissance que celui-ci procure.

4

LE TRAITEMENT PAR LES HORMONES MÂLES EST UNE NOTION ANCIENNE

L'action des hormones mâles sur la structure du corps humain est connue depuis de nombreux siècles. Aristote, déjà, avait remarqué l'embonpoint particulier des eunuques. Les Grecs, au temps de Jésus-Christ, pensaient déjà qu'il existait une substance responsable de la longue vie et se demandaient s'il n'existait pas une relation entre celle-ci et l'énergie sexuelle.

Les effets du manque d'hormones mâles chez l'animal sont également connus depuis très longtemps. Le chapon est un coq castré. Ses caractères sexuels ne se développent pas. Chez lui, la crête reste rudimentaire. Le bœuf est un taureau castré. Lourd et gras, il est réduit aux travaux des champs, loin des arènes et des habits de lumière. Berthold a démontré en 1849 que la crête du chapon retrouve toutes les caractéristiques de la crête du coq lorsque les testicules sont réimplantés à un autre endroit du corps. Cette expérience prouve que les testicules sécrètent une substance capable d'agir à distance sur la voix, sur le plumage et sur la crête.

Quarante ans plus tard, Brown Sequard expérimenta sur lui-même des extraits testiculaires frais de cobaye. Il en décrivit les effets régénérateurs et lança ainsi le mouvement opothérapique. Les extraits de testicules de taureaux, de béliers, ou de porcs furent administrés avec enthousiasme, en cachets, sous forme de poudre desséchée. Mais les extraits glandulaires ont une composition variable. Le manque de résultats tangibles provoqua l'abandon de cette thérapeutique.

Les études de Voronoff sont restées célèbres. Il publia en

1930 son expérience sur la greffe testiculaire du singe à l'homme qu'il pratiquait depuis dix ans[38].

Il ne s'agit pas ici de transplanter le testicule entier en le raccordant aux artères et aux veines du receveur comme c'est le cas pour la greffe du rein ou du cœur. Le donneur est un singe proche de l'homme, ni trop jeune ni trop vieux. Une portion du testicule anthropoïde est prélevée, comme on prélève un quartier d'orange. Le greffon est inséré dans le testicule de l'homme receveur. Voronoff décrit les phénomènes physiologiques observés après la greffe chez 475 receveurs :

« Dans la majorité des cas, on remarque, dès les premiers jours après la transplantation testiculaire chez l'homme, une forte excitation psychique et sexuelle. Les opérés voient dans ce phénomène soudain un bienfait de l'opération. Mais ces changements ne durent que quelques jours : les bons effets constatés commencent très vite à diminuer, la plupart du temps jusqu'à disparition complète.

« Durant un, deux et souvent même trois mois, les opérés n'éprouvent, au moins d'une manière évidente, aucun bénéfice de la greffe. C'est une période de désenchantement, de désillusion, de découragement, qui suit habituellement l'enthousiasme des premiers jours.

« Leur surprise, leur joie est d'autant plus grande lorsqu'ils observent, après deux ou trois mois, des améliorations très marquées de leurs fonctions psychiques (parfaitement notées surtout par les médecins et les intellectuels en général) : amélioration de la mémoire, plus grande aptitude au travail intellectuel.

Les opérés observent en même temps un relèvement des fonctions génésiques et éprouvent un bien-être général. Ce sont les premiers phénomènes ressentis.

« Puis apparaissent des phénomènes plus concrets :

« C'est d'abord la physionomie qui change, le regard est plus vif, la peau devient plus ferme, plus élastique, plus colorée, une partie des rides s'efface, le visage exprime une euphorie spéciale. Un fait remarquable observé aussi par d'autres expérimentateurs est la reviviscence du système pileux, surtout dans les régions qui caractérisent la virilité du mâle : les poils de la barbe, de la poitrine, de la ligne blanche abdominale, de la région pubienne repoussent abondants et luisants, parfois même avec leur couleur primitive. Ce fait, comme d'ailleurs les modifications du même ordre observées chez les moutons, chez lesquels la laine repousse en plus grande quantité, est dû à la greffe et uniquement à la greffe car les poils des autres régions (cils, sourcils et chevelure), placés sous la dépendance de la sécrétion thyroïdienne, ne sont pas du tout influencés. L'allure est plus jeune, le corps affaissé se relève, la tonicité et la force musculaire augmentent (constatation subjective puis objective au dynamomètre), la démarche est plus souple, plus assurée. La graisse sous-cutanée disparaît en grande partie. Les fonctions digestives s'en ressentent à leur tour : l'appétit augmente ; placées sous la dépendance de la tonicité des muscles lisses, les dilatations gastriques fonctionnelles, la flatulence gastro-intestinale, la constipation atone disparaissent.

« Au point de vue de l'appareil circulatoire, le fait le plus surprenant est la diminution constamment observée de la pression artérielle chez les hypertendus. Quelle en est la pathogénie ? Il est difficile de se prononcer. Est-ce l'hormone testiculaire nouvellement introduite qui a une action d'inhibition sur la sécrétion surrénale dont l'augmentation morpho-physiologique est régulière dans la vieillesse ?

« On constate ensuite des modifications favorables dans l'évacuation urinaire si souvent troublée chez les vieillards par atonie de la vessie urinaire et par hypertrophie congestive de la prostate. Comme conséquence, la dysurie[*] et la pollakiurie[**] diminuent, disparaissent même. On peut attribuer ce phénomène en partie à l'augmentation de la tonicité des

---

[*] Dysurie : difficulté d'uriner.
[**] Pollakiurie : fréquence anormalement élevée de mictions peu abondantes.

fibres musculaires de la vessie, en partie à la diminution de la congestion prostatique par action vicariante. Beaucoup de pathologistes considèrent l'hypertrophie et la congestion prostatique comme des phénomènes de compensation (au point de vue hormonal) consécutifs à la diminution de la sécrétion endocrine du testicule.

« On observe quelquefois des améliorations des organes des sens, surtout de l'organe de la vue, chez les presbytes notamment. Cet effet favorable doit être attribué très probablement à l'augmentation de tonus des muscles ciliaires.

« Enfin, les examens biologiques et fonctionnels nous montrent certains changements favorables dans le métabolisme général : diminution de la cholestérine et de l'urée, diminution de la glycémie et de la glucosurie chez les diabétiques hypertendus, augmentation du métabolisme basal. En considérant la réalité des faits, on peut affirmer que les phénomènes favorables apparus après les premiers mois se maintiennent pendant quatre ou cinq années, au bout desquelles les bénéfices morphologiques et dynamogéniques de la greffe commencent à diminuer. Après la cinquième ou la sixième année, ils disparaissent complètement. »

À la même époque, les biologistes élucident progressivement les structures chimiques des hormones sexuelles. Des méthodes sont élaborées pour opérer leur synthèse.

En 1931, Adolf Butenandt trouve dans 15 000 litres d'urine mâle 15 milligrammes d'androstérone, isolée sous forme de cristaux. Cette substance possède un effet androgénique. Quelques années plus tard, la structure chimique de l'androstérone est clarifiée ainsi que celle de la testostérone qui est l'hormone mâle proprement dite.

En 1935, Léopold Ruzicka met au point la synthèse artificielle de la testostérone. Cette hormone est peu soluble. Sa durée d'action est courte. Utilisée telle quelle, cette substance convient mal au traitement hormonal. La même année, Butenandt et Ruzicka obtiennent le prix Nobel pour leurs découvertes.

En 1937, les chercheurs modifient la molécule de testostérone. Ils obtiennent un dérivé androgénique soluble dans les huiles, le propionate de testostérone. Injecté par voie intramusculaire, il se résorbe lentement. Les médecins de l'époque utilisèrent immédiatement cette hormone dont ils connaissaient les propriétés biologiques.

En 1938, Miller, Hubert et Hamilton[39] publient une étude clinique sur les changements de l'activité mentale et du comportement sous l'influence du traitement par les castrats, deux malades hypogonadiques et deux hommes souffrant apparemment d'impuissance psychique. Ces patients ont reçu des doses de propionate de testostérone allant de 20 milligrammes par jour à trois injections par semaine de cette même dose, comparativement à une autre série de patients semblables ne recevant que des injections d'huile ne contenant pas d'hormones.

En plus d'une absence de libido et d'une érection défaillante avant l'administration d'hormones, ces patients étaient agités, anxieux et avaient l'esprit perturbé, présentant tantôt une dépression modérée, tantôt une dépression grave. Les quatre patients présentant des troubles organiques (absence de testicules ou absence de sécrétion hormonale) présentaient des symptômes supplémentaires : des bouffées de chaleur comparables à celles de la femme ménopausée, une instabilité émotionnelle caractérisée par des changements soudains de comportement, des tendances à fondre en larmes, des périodes d'extrême irritabilité, et parfois, de sombres colères. Ils présentaient également un degré de fatigue physique et mentale tantôt modérée mais parfois intense. Ils se plaignaient également d'une difficulté de concentration et d'un manque d'énergie.

Le traitement par les hormones mâles provoqua des changements spectaculaires, surtout chez les castrats, caractérisés par une meilleure érection et une plus grande sensibilité de la verge, des impulsions sexuelles plus fréquentes et la capacité de faire coïncider leurs émotions non seulement avec l'acte sexuel mais aussi avec la capacité d'embrasser et d'enlacer.

Tous les patients retrouvèrent une activité sexuelle soutenue ainsi que de grands changements dans leur attitude mentale. Le découragement fit place à la gaieté et disparut même complètement chez un homme atteint de troubles psychiques. Ils retrouvèrent une attitude mentale positive, l'intérêt des choses et une motivation dans leurs activités. Fait particulièrement intéressant, les transformations organiques n'ont eu lieu que chez les patients ayant une absence de testicules ou une insuffisance hormonale prouvée.

En 1939, August A. Werner[40] donne une description de ce qu'il appelle le « retour d'âge masculin » dans le journal de l'Association médicale américaine. C'est probablement la première fois que ce concept est énoncé et décrit. Cet auteur avait été frappé par la ressemblance entre les symptômes de la ménopause et ceux du retour d'âge masculin. Il situe le début de la ménopause aux alentours de 40,8 ans et le début du retour d'âge masculin entre 48 et 52 ans.

Pourtant, l'observation clinique n'avait porté que sur deux cas. Le premier, un homme de cinquante ans, présentait tous les signes de la ménopause. Il avait des organes sexuels normaux. Werner lui administra 10 milligrammes de propionate de testostérone, par voie intramusculaire, trois fois par semaine. Après quatre semaines de traitement, les symptômes subjectifs s'étaient fortement améliorés, la dépression n'était plus qu'un souvenir et il avait retrouvé sa bonne humeur. Après trois mois, tous les symptômes avaient disparu. Le traitement fut interrompu, et deux mois plus tard les symptômes firent à nouveau leur apparition.

Le deuxième était un homme âgé de quarante-deux ans qui avait subi une cure de hernie inguinale des deux côtés. La première opération avait mal tourné : la cure de hernie, trop serrée, avait entraîné la détérioration du testicule qui fut enlevé. Le malheureux ne joua pas de chance car, quelques années plus tard, il subit la même aventure de l'autre côté et perdit ainsi son deuxième testicule. Six semaines après cette deuxième opération, il devint impuissant et présentait tous les signes de la ménopause.

Le même traitement hormonal fut entrepris et fit disparaître tous les symptômes. Une nouvelle fois, l'interruption des injections hormonales fit réapparaître tous les signes de l'insuffisance hormonale.

En comparant ces deux cas Werner conclut qu'il existe chez l'homme de cinquante ans un phénomène comparable à celui de la ménopause et que celui-ci peut être traité par l'administration d'hormones mâles.

En 1944, Heller et Meyers[41] titrent : « Le retour d'âge masculin, symptômes, diagnostic et traitement » dans un article publié dans le journal de l'Association médicale américaine.

Un tableau (voir p. 43) résume le nombre impressionnant de symptômes :

L'étude portait sur deux groupes de malades totalisant 38 patients. Quinze d'entre eux présentaient des troubles d'origine uniquement psychologique et avaient des analyses hormonales normales. Les hormones mâles étaient insuffisantes chez 23 patients atteints du « retour d'âge » et le propionate de testostérone fit disparaître leurs symptômes. Les auteurs terminent leur article en concluant : « Bien qu'il puisse apparaître chez l'homme de trente ans, le retour d'âge masculin est rare et n'affecte probablement qu'un petit nombre d'hommes atteignant le grand âge. »

En 1952, le mot « andropause » est introduit dans le dictionnaire. Il définit la cessation naturelle de la fonction sexuelle chez l'homme âgé. Depuis lors, de très nombreuses études scientifiques ont été faites sur les propriétés biologiques de la testostérone comme nous l'avons vu au chapitre consacré aux hormones mâles. Curieusement, depuis la fin de la Seconde Guerre mondiale, la médecine clinique ne s'est plus guère intéressée au retour d'âge masculin.

En 1974, après avoir étudié l'urologie pendant douze ans,

et devant le nombre croissant d'hommes venant consulter pour des troubles sexuels, je décide de commencer une consultation d'andrologie. À cette époque il n'existe aucun enseignement, mais les dosages hormonaux dans le sang deviennent réalisables grâce à la précision de la radio-immunologie qui permet de doser la quantité d'hormones avec une précision du millième de milliardième de gramme (le picogramme). Je me suis immédiatement rendu compte que certains hommes jeunes présentaient les mêmes troubles sexuels que les hommes ayant dépassé la quarantaine. Il ne s'agissait pas de troubles psychiques, comme le démontraient les dosages hormonaux très précis. En même temps, j'étais frappé par la similitude des résultats hormonaux chez les jeunes comme chez les hommes âgés. En comparant les résultats de plus de mille cas, je suis arrivé à la conclusion que l'andropause frappe tous les hommes au-delà de quarante ans, provoquant des troubles de l'érection, de l'éjaculation et des troubles urinaires. Ensuite, j'ai constaté que certains patients traités par les hormones mâles pour leurs troubles sexuels voyaient disparaître des symptômes généraux, comme le manque de dynamisme ou la dépression. Mais d'autres troubles disparaissaient aussi : les douleurs de l'arthrose, les troubles de la circulation sanguine ; comme l'hypertension, certains troubles cardiaques, l'anémie. Cette simple constatation des faits me permet d'affirmer sans aucune hésitation que le vieillissement sexuel précède et accélère le vieillissement général du corps humain. Bien plus, les phénomènes dégénératifs sont réversibles grâce à l'administration d'hormones mâles. Dès 1974, je prescris de la mestérolone.

Quelques années plus tard, l'undécanoate de testostérone vient enrichir les possibilités du traitement. Ces hormones sont administrées en comprimés. Depuis 1979, on dispose également d'une hormone (la dihydrotestostérone) administrée sous forme de gel que l'on applique sur la peau. Toutes ces hormones sont excellentes pour traiter et prévenir l'andropause, il faut cependant savoir les manipuler. Depuis plus

Vasomoteurs	bouffées de chaleur membres froids transpiration palpitations pouls accéléré maux de tête
Psychiques	nervosité irritabilité insomnie dépression image de soi négative tendances antisociales envies de pleurer tendances suicidaires fourmillements, picotements incapacité de se concentrer
Constitutionnels	faiblesse fatigue douleurs musculaires crampes musculaires articulations douloureuses manque d'appétit nausées et vomissements douleurs dans le ventre constipation perte de poids
Urinaires	force du jet mictionnel diminuée jet mictionnel mince envies fréquentes d'uriner difficultés d'uriner
Sexuels	diminution de la libido érections difficiles

Symptômes du « retour d'âge masculin », d'après Heller et meyers.

de quinze ans, j'ai traité plus d'un millier d'hommes de façon continue avec des résultats remarquables et j'ai surtout constaté qu'avec un traitement hormonal bien dosé, il n'y avait aucun risque de provoquer un cancer.

En 1986, Bruno de Lignières[42] publie dans la *Revue de gériatrie* un article intitulé : « Suppléance des carences en hormones sexuelles chez le sujet âgé ». Il rappelle l'influence favorable des hormones mâles sur le psychisme, l'activité sexuelle, le métabolisme des graisses et la fonction cardiaque et considère que les indications de l'administration d'hormones mâles chez l'homme âgé sont très larges et ne comportent aucun danger.

En 1989, Bresson et ses collaborateurs publient[43, 44] l'évolution des taux hormonaux en fonction de l'âge. L'article s'intitule : « L'andropause existe et il faut la traiter ».

5.

VIVRE CENTENAIRE EN BONNE SANTÉ

L'homme constitue la structure vivante la plus complexe. C'est chez lui que les combinaisons moléculaires sont les plus développées et, fait capital, c'est lui qui possède le cerveau le plus élaboré du monde vivant. Aujourd'hui la cérébration purement animale de l'homme est arrivée au terme de son développement. Nous atteignons un stade critique de l'évolution : la transformation spirituelle de l'individu. Ce phénomène planétaire, cette mutation sans précédent dans l'histoire humaine, se trouve à l'état latent en chacun de nous. La grande aventure a déjà commencé. Petit à petit, l'homme se libère des contraintes de l'animalité.

Le bébé-éprouvette est dans toutes les mémoires. Quelques années ont suffi pour dissocier la reproduction humaine de l'accouplement. L'œuf, issu de la rencontre d'un spermatozoïde et de l'ovule dans une éprouvette, est implanté chez une mère porteuse qui met son utérus à la disposition du couple stérile pour mener la grossesse à terme. Les progrès de la génétique permettront d'éviter les anomalies congénitales non viables. La reproduction humaine ne fera plus courir aucun risque, ni à l'enfant ni à la mère. À l'heure où les premières étapes de la vie sont déjà reproductibles scientifiquement, comment ne pas s'étonner du manque de réflexion qui entoure les dernières étapes.

L'homme vit aujourd'hui selon un mode régressif qui constitue une impasse pour l'avenir de l'humanité. De la naissance au début de l'andropause, il vit généralement en bonne santé pendant quarante ans, temps de vie de l'homme au Moyen Âge.

Les quarante dernières années de l'homme sont vécues

dans la sénescence, vers la sénilité et la mort. Lorsque, après quarante ans, parfois même avant, la régression sexuelle devient effective, elle annonce les déchéances successives, physiques et psychiques. C'est la raison pour laquelle, en l'absence d'une prévention hormonale du vieillissement et malgré les remèdes de la médecine classique, aucune solution raisonnable ne peut être trouvée au déficit dantesque des régimes d'assurance maladie et de retraites, la solution de ce problème économique crucial dépendant essentiellement d'une approche biologique scientifique. Vieillir en bonne santé est peu coûteux.

L'homme de plus de quarante ans est sujet à l'impuissance sexuelle, à la lenteur du mouvement et du psychisme. Que dire des vieillards cacochymes qui gouvernent le monde! Les gérontes du Kremlin ont conduit l'U.R.S.S. à la faillite. Ceux de Pékin font assassiner des étudiants. Charles Péguy disait: «Les vieillards méritent le respect. Ils n'ont pas droit au commandement.»

L'homme dégénère pendant la deuxième moitié de son existence. Cette dégradation est considérée comme inexorable depuis toujours. Il y a là un trou gigantesque dans nos connaissances car nous ignorons tout des causes du vieillissement dont les conséquences sont bien répertoriées et soignées. La sénilité et son cortège de misères m'ont toujours paru insupportables et anachroniques face au potentiel spirituel qui existe aujourd'hui.

Comprendre la régression sexuelle et les dégradations qui s'ensuivent est une bonne approche de la sénescence puisqu'il est possible d'en atténuer les effets grâce aux hormones sexuelles. Mais ceci ne s'adresse qu'à l'homme qui se réfléchit, pour la bonne raison qu'il doit se comprendre et participer à son traitement.

Depuis cinquante mille ans, la morphologie de l'homme a peu changé. Toute l'évolution s'est concentrée sur le cerveau. Le phénomène de cérébration s'est complexifié pour devenir le facteur dominant et il existe une socialisation des cerveaux.

Ils sont connectés entre eux grâce au déploiement sans pareil des moyens de communication. Lorsqu'un événement se passe, c'est toute la planète qui réagit. Les tensions en Irak en sont un exemple frappant. Ce phénomène d'interconnexion des cerveaux donne lieu à un nouveau droit, celui de l'information. Mais tous ne sont pas logés à la même enseigne.

Des tribus vivent aujourd'hui à l'âge du feu. Certains indigènes des régions tropicales ne vivent pas plus de vingt ans. Des populations entières vivent encore selon le mode moyenâgeux et ont une espérance de vie considérablement réduite. En Europe, dans des sites industriels en voie de disparition, des populations vivent encore comme au début du siècle. Dans les villes modernes, on croise tous les jours des hommes qui se définissent essentiellement comme des consommateurs. De la forêt en passant par les champs et les villes, l'homme est devenu un consommateur et rien ne va plus. Obnubilé par l'Avoir, il a négligé en chemin la forme suprême de la vie : l'Être.

Mais l'homme progressif existe au fond de nous-mêmes. Il suffit de le dynamiser par l'information. Il sera alors capable de comprendre et de traiter son vieillissement.

À défaut, que constatons-nous ? Malgré le déploiement gigantesque des moyens technologiques, la longévité moyenne ne dépasse pas quatre-vingts ans et, après quarante ans, l'homme est progressivement ralenti, sexuellement, physiquement et psychiquement. Il ignore qu'il ne sécrète plus assez d'hormones mâles, et, à ce défaut de connaissance bien compréhensible, s'ajoutent les effets désastreux de la suralimentation et du manque total d'entretien musculaire.

Après quarante ans, il faut d'abord se réfléchir et décider de vivre, grâce à une thérapeutique hormonale sexuelle, un régime alimentaire maîtrisé, et une gymnastique harmonieuse. Chaque jour, jusqu'au dernier. Cela constitue un bon départ, même si d'autres réglages hormonaux doivent être faits, par exemple lorsque la glande thyroïde ou les glandes surrénales donnent des signes d'insuffisance.

Les patients qui ont vu disparaître leurs symptômes sont évidemment convaincus de la nécessité du traitement hormonal. Plus surprenant encore, ils deviennent capables de faire eux-mêmes le diagnostic de l'andropause en voyant d'autres hommes non traités, reflets de ce qu'ils étaient auparavant. L'homme andropausé présente des caractéristiques typiques. La plus évidente est le manque d'éclat qui se voit au premier coup d'œil. Inversement, l'état de santé général des patients traités par les hormones sexuelles ne laisse pas de surprendre.

La naissance et la mort sont des phénomènes naturels qui appartiennent à la métaphysique. Entre ces deux pôles, il y a la vie. Il est important de mieux la connaître pour se débarrasser des entraves physiques et utiliser au mieux son potentiel spirituel. Ici, la médecine industrielle, dérive de la médecine scientifique, a manqué son rendez-vous. En effet, la médecine a bien pour objets la conservation et le rétablissement de la santé qui n'est pas seulement l'absence de maladie ou d'infirmité, mais aussi un état de bien-être mental et social. Or, la médecine qui s'est développée depuis quarante ans, d'après les caractéristiques de la civilisation industrielle, s'est préoccupée uniquement d'éliminer la maladie et l'infirmité, ignorant l'état de bien-être mental et social.

Sait-on que le prix des appareils hautement sophistiqués est fixé non par leur coût de fabrication et un bénéfice raisonnable, mais par le nombre de patients susceptibles de l'utiliser en un temps donné, et en fonction du remboursement par les caisses de Sécurité sociale ? Quant à vouloir évacuer le phénomène naturel de la mort, est-ce bien raisonnable ? Trop de malades meurent encore aujourd'hui encombrés de machineries même lorsqu'ils ont atteint la limite de longévité de l'ère industrielle, quatre-vingts ans. Morts frustrantes. Morts indignes.

Les maladies les plus fréquentes aujourd'hui sont celles du mal-être dont les causes sont peu visibles. Elles nécessitent une approche globale de l'individu, bien comprise des praticiens des médecines dites parallèles. Celles-ci contribuent souvent au rétablissement du bien-être physique et mental, composantes essentielles de la santé, et ne sont pas aussi parallèles que certains voudraient le faire croire.

Les causes du vieillissement sont la principale source de mal-être. Elles doivent faire l'objet d'une attention particulière.

Que constatons-nous? Avant quarante ans, les hommes sont en général en bonne santé et ils ont une activité sexuelle normale. L'andropause marque la fin du programme sexuel. Progressivement surviennent une foule de maux : l'arthrose, l'artériosclérose, l'obésité, la cataracte, les troubles de la peau, des ongles, des cheveux. L'activité cérébrale est perturbée, des troubles de la mémoire se manifestent. La migraine, l'humeur maussade, le manque de dynamisme, la pusillani-mité, la tristesse et la dépression jusque-là inconnues font leur apparition. Un seul de ces symptômes peut signer l'andro-pause.

Traiter l'andropause signifie diminuer, sinon éliminer une partie des maux du vieillissement. Les hommes de plus de quarante ans resteront en bonne santé, le monde en sera bouleversé. Arrivé à maturité, l'être humain ne connaîtra plus la décrépitude inexorable qui aboutit à la mort vers quatre-vingts ans. Les hommes et les femmes de cinquante, soixante et soixante-dix ans auront l'aspect de quadragénaires en bonne santé. L'homme chronologiquement âgé de soixante ans aura biologiquement quarante ans, dans la me-sure où tous les paramètres déficients auront été remplacés pendant vingt ans.

Cette différence entre l'âge chronologique et l'âge biologi-que existe déjà aujourd'hui. On conserve des embryons dans l'azote liquide à très basse température. Implanté chez la mère, il donne naissance à un être humain. Un embryon congelé pendant deux mois donne naissance à un enfant dont l'âge chronologique est de onze mois et l'âge biologique de neuf mois. Ainsi, un embryon âgé chronologiquement de plusieurs années donnerait naissance à un être dont l'âge biologique ne serait que de neuf mois.

Pour la première fois, l'homme commence à comprendre les mécanismes qui régissent le début et la fin de son existence terrestre. Il faut dès aujourd'hui étudier les causes du vieillissement. La tâche est immense, la remise en cause permanente. La compréhension des mécanismes du vieillissement permettra la pleine utilisation du potentiel humain, de la naissance à la mort. L'homme traité par les hormones atteindra sa longévité potentielle.

Plusieurs dizaines de milliers de centenaires vivent aujourd'hui. Ils seront plusieurs centaines de milliers dans les années quatre-vingt-dix et plusieurs millions au siècle prochain. Ils sont l'expression du potentiel de longévité. Mais ils ne sont pas traités et ne courent plus comme des lapins. Ils vivent plutôt isolés dans leur chambre et leur activité est évidemment réduite.

Grâce au traitement hormonal on peut imaginer que le potentiel de l'être humain se situe autour de cent vingt ans, peut-être plus. L'essentiel est d'y arriver en pleine forme, sinon cela ne sert à rien. Les hormones nous ouvrent la porte de cette possibilité. Nous allons pouvoir enfin mourir de vie.

L'expérience démontre que les taux sanguins d'hormones sexuelles sont élevés chez le vieillard encore vert et actif. Une publication de Nieschlag[45] confirme l'existence de taux élevés d'hormones mâles chez des hommes âgés jouissant d'une santé exceptionnelle. Ce sont précisément ces hommes qui pourraient devenir centenaires sans traitement hormonal de substitution.

Depuis 1974, je prescris des traitements hormonaux de substitution chez des personnes âgées dépourvues d'hormones. Ces traitements rétablissent invariablement l'activité physique, psychique et sexuelle.

Les patients traités par les hormones se trouvent tout simplement dans la même situation que les hommes âgés dont les testicules sécrètent naturellement de l'hormone mâle et qui jouissent d'une santé exceptionnelle. Si l'on arrête le traitement d'un vieillard jouissant d'une bonne santé grâce au traitement hormonal de substitution, il se dégrade à nouveau invariablement, physiquement, psychiquement et sexuellement.

Le traitement du vieillissement accroît la longévité moyenne de la population. Nous verrons dans vingt ans des septuagénaires dont l'âge biologique sera de cinquante ans. Conscients aujourd'hui de leur andropause débutante, ils auront été traités.

Dans quelques dizaines d'années, les centenaires seront en bonne santé grâce au traitement hormonal, et personne ne peut dire aujourd'hui quelles seront les limites de l'âge.

DEUXIÈME PARTIE

COMMENT PRÉVENIR ET GUÉRIR LE VIEILLISSEMENT SEXUEL DE L'HOMME

« Au-delà de cette limite
votre ticket n'est plus valable. »

Romain GARY

6.

LE VIEILLISSEMENT SEXUEL PRÉMATURÉ

Le manque d'hormones mâles provoque le vieillissement sexuel, quel que soit l'âge.

Chez tout homme, la sécrétion de testostérone diminue progressivement à partir de vingt-cinq ans. Quinze ans plus tard, les signes du vieillissement sexuel apparaissent progressivement, provoquant des pannes sexuelles et des troubles de l'éjaculation.

Certains hommes jeunes n'ont pas de chance, leurs testicules s'arrêtent de fonctionner avant la quarantaine, parfois brusquement, avec comme conséquence l'apparition des symptômes de l'andropause. Le même phénomène existe chez la femme jeune qui souffre d'une ménopause prématurée. Les testicules sont en réalité des glandes sexuelles comparables aux ovaires. Au lieu d'être situés dans le ventre, ils se trouvent dans les bourses. En somme, ce sont des «ovaires extérieurs» qui, au lieu de sécréter de l'hormone femelle, fabriquent l'hormone mâle très proche par sa structure chimique de celle de l'hormone femelle.

Il faut connaître le phénomène du vieillissement sexuel prématuré car la situation de ces jeunes andropausés est dramatique. Ils ne comprennent pas ce qui leur arrive et sont en mauvaise santé. Leur vie sexuelle est une misère et le retentissement sur leur partenaire est éprouvant. C'est une véritable épreuve de vie que les sentiments ne parviennent pas toujours à surmonter. Heureusement, on peut aujourd'hui y apporter des remèdes. On frémit cependant, en pensant aux générations de jeunes andropausés qui sont restés impuissants par manque d'information. Nombre d'entre eux se sont suicidés sans savoir pourquoi. Les causes du vieillissement sexuel prématuré sont multiples.

L'absence, à la naissance, des deux testicules existe. C'est une anomalie rare. Par contre, la perte de l'un ou des deux testicules peut survenir au cours de la vie, le plus souvent suite à un traumatisme ou après une chirurgie maladroite.

Il arrive, au cours d'une cure de hernie ou d'une opération sur la région génitale, qu'un ou deux testicules soient castrés, donnant naissance aux eunuques chirurgicaux. Le traitement hormonal de substitution permet heureusement de remédier à cette situation difficile.

Il existe toute une série de facteurs qui entraînent l'atrophie du testicule. Parfois il ne dépasse pas un centimètre de diamètre et peu devenir douloureux au point de nécessiter son ablation.

Les causes de l'atrophie du testicule sont multiples : traumatismes, irradiations, exposition intense à la chaleur (four, métallurgie), chocs répétés chez les cavaliers, nicotine, alcoolisme, absorption d'hormones femelles, traumatisme de l'artère du testicule, infection microbienne, infection virale (oreillons), malformation, varices.

Chez l'enfant, les parents sont parfois surpris de ne pas voir les testicules dans les bourses alors qu'il s'y trouvaient auparavant. Ce sont des testicules « ascenseurs » qui descendent normalement dans les bourses mais remontent vivement lorsqu'ils subissent une excitation par les mains ou l'eau froide.

Sur les enveloppes du testicule, est inséré un petit muscle dont la contraction vive l'entraîne vers le haut. Cette particularité est sans gravité. Les parents seront rassurés en donnant un bain chaud à leur enfant et les testicules se remettront en place spontanément.

En revanche, de nombreux testicules ne descendent pas,

on les appelle testicules cryptorchides (du grec *kruptos* « caché » et *orkhis* « testicule »).

Chez le fœtus les testicules se trouvent dans le ventre. Au deuxième mois de la vie fœtale, ils migrent dans les bourses. La plupart des testicules descendent durant la première année de la vie. Pendant cette période il ne faut pas s'inquiéter. L'absence des testicules dans les bourses au-delà de la première année doit faire suspecter une cryptorchidie.

Le testicule est très sensible à la chaleur. La température du ventre, trop élevée pour lui, entraîne l'altération des cellules qui produisent les spermatozoïdes et les cellules sécrétant les hormones mâles. Comme le testicule cryptorchide est retenu en dehors des bourses par des contraintes mécaniques, il faut l'opérer et le placer dans les bourses vers trois ou quatre ans. Le testicule cryptorchide est souvent associé à une hernie. À des degrés divers, c'est toute la région génitale qui est le siège de malformations et les anomalies associées doivent toujours être recherchées.

Le potentiel masculin du testicule cryptorchide prédispose au vieillissement sexuel prématuré.

Le testicule est relié au ventre par un cordon dans lequel se trouvent l'artère qui distribue le sang au testicule, plusieurs veines ramenant le sang vers la circulation générale et un canal pour l'émission des spermatozoïdes.

La dilatation de ces veines n'est pas rare. Elle est provoquée par un reflux de sang (au lieu de remonter dans le ventre, le sang revient vers le testicule, la circulation sanguine est inversée).

Au début, les veines du cordon se dilatent. À la longue, la perte totale d'élasticité des parois veineuses aboutit à la formation d'une tumeur molle surplombant le testicule. La tumeur variqueuse formée par la dilatation permanente des veines est une varicocèle (du latin *varix* « varice » et *kélé* « tumeur »). La varicocèle se manifeste au niveau des bourses, le plus souvent du côté gauche. Cependant elle n'est pas rare du côté droit, apparaissant comme un petit paquet vermiculé au-dessus du testicule. La palpation de cette grosseur anormale donne l'impression de macaronis roulants sous la peau. La distension des parois veineuses engendre la douleur.

Un test simple permet de confirmer l'existence de varices. Si vous présentez une petite tuméfaction au-dessus du testicule, couchez vous. La grosseur anormale disparaît, les macaronis ne sont plus palpables. Ils apparaissent à nouveau lorsque vous vous relevez. Les varices du cordon provoquent l'atrophie du testicule car le sang circule difficilement. La sécrétion d'hormones mâles est perturbée et il s'ensuit des troubles de l'éjaculation, de l'érection et de la miction. Ces symptômes chroniques remontent souvent à plusieurs années et s'accentuent avec le temps.

Les varices du testicule sont une cause très fréquente de stérilité masculine. La perturbation de la sécrétion hormonale est moins connue, pourtant elle est confirmée par des études cliniques. Raboch et Starka ont comparé la sécrétion d'hormones mâles de 37 hommes porteurs de varicocèles, comparativement à la sécrétion mâle de 65 hommes ne présentant pas d'anomalies des testicules. Ils trouvent une diminution significative de la sécrétion hormonale chez les porteurs de varices dans différents groupes d'âges[46].

Le ralentissement de la circulation sanguine dans le testicule variqueux provoque une mauvaise oxygénation des cellules, détruisant celles qui produisent les spermatozoïdes, mais aussi celles qui sécrètent les hormones mâles.

L'impuissance provient non seulement des dérèglements de la sécrétion hormonale mais également de la fuite du sang au moment de l'érection. Au lieu d'être emprisonné dans le pénis en érection, le sang fuit dans les varices, certaines veines de la verge communiquant avec les veines des testicules.

Nous sommes loin des assertions de certains anciens livres de médecine, où l'on peut lire, à propos des complications dues aux varicocèles : « L'impuissance qu'on observe est due fréquemment à la persuasion qu'on en a ; les sujets atteints de cette infirmité étant souvent plus préoccupés que de raison des conséquences et devenant en général neurasthéniques. »

Le traitement des varices du testicule est chirurgical. Plusieurs techniques existent, mais donnent des résultats inconstants. Il est possible toutefois de faire une reconstruction anatomique de tous les réseaux variqueux de façon à rétablir une circulation du sang normale et à prévenir les récidives.

7.

LES TROUBLES «ÉMOTIONNELS»
NE DOIVENT PAS CACHER L'IMPUISSANCE
ORGANIQUE

La mésentente sexuelle et le blocage psychologique expliquent l'impuissance dans certains cas. L'attribuer exclusivement à des troubles émotionnels est une méprise entretenue par la rumeur publique et par le manque d'information. L'impuissance organique de l'homme andropausé est provoquée par l'insuffisance de la sécrétion des testicules. Il s'ensuit un rétrécissement des artères péniennes, une dilatation des veines, et parfois une sclérose de la verge (sorte d'artériosclérose). Après quarante ans, en l'absence de traitement hormonal préventif, les hommes perdent progressivement leur virilité. Kinsey et ses collabora-

Pourcentage d'hommes impuissants aux différents âges	
âge/années	% d'hommes impuissants
40	1,9
45	2,6
50	6,7
55	6,7
60	18,4
65	25
70	27
75	55
80	75

D'après A.C. Kinsey, W.B. Pomeroy et C.E. Martin

teurs ont étudié en 1948 l'incidence de l'impuissance dans une série de 4 108 hommes de tous âges[47].

En 1972, Pearlman et Kobashi étudient l'incidence de l'impuissance dans une série de 2 801 hommes[48].

Pourcentage d'hommes impuissants aux différents âges	
âge/années	% d'hommes impuissants
40-49	5
50-59	11,3
60-69	35,6
70-79	59
80 +	85

D'après C.K. Pearlman et L.I. Kobashi

L'érection se produit difficilement, devient instable ou est inexistante. Dans certains cas, des noyaux durs provoqués par la sclérose se développent dans la verge et provoquent la déviation de l'érection, rendant parfois tout rapport sexuel impossible.

LE DIAGNOSTIC

L'histoire de cet homme âgé de cinquante-deux ans est caractéristique. Depuis quelques mois rien ne va plus. Il est d'humeur maussade, découragé, ne parvient plus à se concentrer. Le matin, il se lève fatigué. Il se rend plusieurs fois en retard au bureau. Cela ne lui était jamais arrivé. On lui a déjà fait plusieurs fois des remarques. Il a peur de perdre son travail qu'il assume cependant de plus en plus difficilement. Il va régulièrement dans la maison de repos où séjournent ses vieux parents. Il s'en est toujours occupé avec beaucoup de dévouement, mais ces visites deviennent de plus en plus pénibles à assumer. Il a deux fils, l'un âgé de dix-huit ans, l'autre de vingt ans. La maison est sans cesse envahie par leurs copains. Le remue-ménage qu'ils provoquent ne cesse de l'irriter. Pourtant, il y a six mois tout allait bien. Il était un homme comblé et avait parfaitement réussi dans son métier. À présent, tout semble trop lourd. Hier, comble de malheur, il a eu une panne sexuelle qu'il ne s'explique pas. La même mésaventure s'est produite la semaine précédente. Son épouse n'a rien dit, mais il se rend bien compte qu'elle se pose des questions. A-t-il pris une maîtresse ? Ne l'aime-t-il plus ? Rien de cela. Les pannes sont inexplicables. Il se rend chez le médecin pour en avoir le cœur net :

— Je ne sais comment vous expliquer, dit-il, d'un ton embarrassé.

— Qu'est-ce qui ne va pas ?

— Voilà, j'ai l'impression de devenir impuissant.

— Vous n'avez plus aucun rapport sexuel ?

— À vrai dire, non. J'ai des érections mais de plus en plus rares. Ces derniers temps j'étais très occupé et je pensais que cela passerait. Mais la situation s'aggrave plutôt. J'ai eu deux pannes sexuelles successives en quinze jours. Je ne comprends pas.

— Auparavant, il y a six mois, tout marchait bien ?

— Oui, plutôt. Mais en y réfléchissant, il me semble avoir ressenti une baisse d'activité sexuelle il y a un an déjà, peut-être même avant.

— Avez-vous eu des maladies graves ?

— Non.

— Avez-vous subi une opération chirurgicale, éventuellement pendant la petite enfance ?

— Non, pas à ma souvenance.

— C'est très probablement votre andropause qui est responsable de votre état.

— Mon andropause ?

— Oui, après quarante ans, tout homme présente une baisse

de l'activité sexuelle parce que ses testicules ne sécrètent plus assez d'hormones mâles. Personne n'y échappe.

– C'est une sorte de ménopause de l'homme ?

– C'est comparable, en effet.

– Est-ce définitif ?

– Oui. Votre programme sexuel a commencé à la puberté, il se termine maintenant. Autrefois les hommes restaient dans cet état, heureusement, aujourd'hui il est possible de corriger la déficience des testicules en prenant des hormones mâles.

– Vous me rassurez. Que faut-il faire ?

– Une simple prise de sang déterminera vos taux d'hormones. Je vous prescrirai un traitement en fonction des résultats.

Après avoir été examiné et reçu la demande d'analyses, Jacques se rend le lendemain matin au laboratoire.

Quelques jours plus tard...

– J'ai hâte de connaître les résultats.

– Ils ne sont pas brillants. On s'en doutait. Votre taux de testostérone est très bas, 400 nanogrammes. C'est le taux moyen des hommes de quatre-vingts ans ; certains ont même un taux supérieur. Je vais vous prescrire des hormones pour trois mois, ensuite, nous nous reverrons.

Trois mois plus tard...

– Quelles sont les nouvelles ?

– Tout va bien. J'ai retrouvé toutes mes capacités sexuelles. Ma femme est ravie. Même mon état général s'améliore, je suis en pleine forme, j'ai retrouvé le plaisir de travailler et je suis plein de projets. J'ai l'impression que rien ne peut plus m'arrêter.

– C'est parfait. Nous allons continuer le même traitement à des doses moins fortes pendant un an.

– Il faut continuer à prendre des hormones ? Je pensais que le traitement était terminé.

– Il commence à peine. La sécrétion de vos testicules restera insuffisante toute votre vie. Il faut remplacer ce qu'ils ne produisent plus. Si vous arrêtez le traitement tout recommencera.

– Je ne le préfère pas.

– Voici vos ordonnances. Nous nous reverrons pour un contrôle annuel.

En suivant son traitement régulièrement il n'eut plus de problèmes. Son histoire est celle de millions d'hommes andropausés. Combien suivent un traitement ? Le chiffre est dérisoire. Quelques centaines en France, quelques milliers dans le monde ? Beaucoup d'hommes consultent trop tard, lorsque leurs organes génitaux sont complètement détériorés. Au manque d'hormones s'ajoutent alors des problèmes mécaniques de l'érection, artères bouchées ou veines dilatées, parfois les deux.

DES EXAMENS SPÉCIAUX

Lorsqu'il existe un trouble mécanique de l'érection, on dispose de plusieurs examens pour préciser le diagnostic. Ils sont un peu curieux mais inoffensifs. Et, d'abord, l'enregistrement des érections nocturnes. Cet examen, appelé « pléthysmographie », détecte le gonflement de la verge pendant le sommeil. Il est pratiqué pour déterminer l'origine de l'impuissance, psychique ou organique. En général, pour le savoir, il suffit de bien écouter l'homme impuissant et cet examen ne sera pas nécessaire.

L'enfant[49] et l'adulte[50] présentent des érections nocturnes spontanées. Karacan a décrit la méthode d'exploration en 1978[51]. Pour la réaliser, le pénis est relié à un érectographe couplé à un électro-encéphalogramme. Pendant certaines périodes du sommeil la verge gonfle. S'il est agréable de se réveiller à la suite d'une forte érection, la plupart du temps on ne se réveille pas. L'absence totale de gonflement de la verge pendant une nuit signifie que l'impuissance est organique. La situation inverse ne permet pas de conclure. Le gonflement nocturne du pénis ne signifie pas puissance pour deux raisons : tout d'abord s'il gonfle, il n'est pas nécessairement rigide, ensuite l'érection peut être paradoxale, c'est-à-dire que l'érection est provoquée par la distension de la vessie. Bien connue le matin, au réveil, elle est la conséquence d'une compression des veines issues de la verge par la vessie pleine.

Les maladies de la prostate sont fréquentes chez l'homme andropausé. Il vide mal sa vessie et est généralement impuissant. Il se lève souvent la nuit pour uriner et la distension de la vessie peut provoquer plusieurs érections nocturnes passives. Lorsque le prostatisme est la conséquence du vieillissement sexuel, l'homme qui présente plusieurs érections nocturnes et passives est souvent incapable d'obtenir une érection active. Chez lui, l'apport de sang est insuffisant pour assurer l'érection s'il n'y a pas de compression veineuse (par la vessie pleine) ralentissant le retour veineux. Ce paradoxe se traduit communément par l'expression : « J'ai une érection lorsque je ne dois pas en avoir. Je n'en ai pas lorsque je devrais. »

Pour pallier l'insuffisance de l'irrigation de la verge et situer le niveau de l'obstruction artérielle, on utilise l'effet Doppler (du nom de son inventeur), procédé employé pour déterminer la vitesse d'un véhicule. Le radar envoie une onde constituée d'ultrasons sur le véhicule, ces ondes sont réfléchies vers le récepteur du radar. La variation de fréquence entre l'onde émise et l'onde réfléchie dépend de la vitesse du véhicule. L'effet Doppler appliqué au réseau artériel général, et aux artères de la verge, fournit des renseignements précieux sur la vitesse de propagation de l'onde sanguine. L'émetteur et le récepteur de l'onde sanguine sont situés dans une sonde en forme de crayon qui est appliquée sur l'artère étudiée. Le capteur est relié à une unité électronique qui permet la reproduction graphique et sonore de la vitesse du flux sanguin.

L'étude radiologique des corps caverneux (cavernographie) est obtenue par l'injection d'une solution de contraste directement dans la verge. Cette ponction n'est pas plus douloureuse que celle nécessaire à un prélèvement sanguin. La solution est injectée en goutte à goutte.

Chaque cas d'impuissance est évalué d'après l'état des réseaux artériels et veineux, l'érection est bonne si l'arrivée du sang est correcte et s'il n'existe pas de fuite veineuse.

COMMENT RÉTABLIR UNE ÉRECTION NORMALE ?

Il existe plusieurs moyens pour rétablir une érection normale. Ils vont du traitement médical à la chirurgie, en passant éventuellement par l'aide mécanique. De sorte que tout homme, quel que soit son état, peut redevenir puissant s'il utilise les moyens appropriés.

Les médicaments

Le traitement médical offre plusieurs modes d'action. Les plus utilisés sont les hormones mâles et les vasodilatateurs.

Les hormones mâles traitent la cause de l'impuissance, puisque ce sont elles qui manquent chez l'homme andropausé. Lorsque le traitement est entrepris dès le début de la maladie, il est possible de rétablir la circulation sanguine dans la verge et d'éviter l'impuissance. Beaucoup d'hommes ignorent cette cause et deviennent progressivement impuissants. Après plusieurs années de carence hormonale, il devient impossible de rétablir une vascularisation suffisante pour maintenir l'érection par le seul traitement hormonal. Celui-ci empêche cependant la progression de l'impuissance et est toujours nécessaire.

La yohimbine agit sur les artères de la verge en provoquant leur dilatation (en bloquant sélectivement les récepteurs alpha). Pour obtenir cet effet il faut prendre de 16 à 20 milligrammes de substance médicamenteuse par jour sous forme de comprimés. La dose maximale en une prise ne doit pas dépasser 10 milligrammes. Ce médicament n'est toutefois pas toujours bien supporté car il peut provoquer des vertiges et des migraines, des nausées et de l'hypotension. Le coût du traitement est de 4 à 5 francs par jour. Les injections de substances vasodilatatrices dans les corps caverneux ont été popularisées en France, en 1982, par Virag[52] qui a imaginé l'injection directe de papavérine dans les corps caverneux. Les injections sont faites soit par le médecin, soit par le patient qui aura appris à en faire usage. Elles nécessitent de grandes précautions et ne sont pas sans danger[53, 54, 55, 56, 57].

« L'instrument de la jeunesse »

Ce nom est donné, dans les années soixante, à un appareil inventé par un ingénieur, Geddings David Osbon qui était impuissant. Il utilise le vide pour provoquer l'érection qui est maintenue par la constriction de la base de la verge au moyen d'un anneau élastique. C'est la première méthode non chirurgicale acceptée par les règles fédérales américaines et prescrite par de nombreux médecins pour traiter l'impuissance.

Osbon avait réagi aux suggestions de son médecin qui lui proposait pour tout traitement d'accepter l'impuissance et de pratiquer l'abstinence, en appréciant les bonnes années du passé. Ne voulant pas sacrifier les relations intimes avec son épouse âgée de trente ans, Osbon mit au point sa méthode, utilisant le vide et la pression, pour améliorer l'érection. L'appareil fonctionnait si bien qu'il l'appela « L'instrument de la jeunesse ».

En 1974, âgé de soixante-douze ans, Osbon commença la commercialisation de son procédé après l'avoir expérimenté lui-même pendant dix ans. Pour toutes sortes de raisons le corps médical résista. Certains médecins trouvaient l'appareil trop simple, d'autres n'y prêtaient aucune attention quand ils ne le rejetaient pas carrément. Osbon n'était pas médecin.

En 1980, Henry Hudson, un urologue de Birmingham en Alabama, reconnut les bienfaits du procédé d'Osbon[58]. Il le présenta dans de nombreux congrès et, en 1982, l'instrument de la jeunesse, devenu entre-temps « *Erect Aid System* », devint le premier procédé non chirurgical pour traiter l'impuissance sur ordonnance. Aujourd'hui l'appareil est vendu dans le monde à des dizaines de milliers d'exemplaires[59]. L'appareil peut être obtenu en France sur ordonnance.

Les résultats obtenus justifient l'utilisation de ce procédé qui peut satisfaire un grand nombre d'hommes et leurs partenaires. Les inconvénients sont mineurs et ne doivent pas être redoutés. Cette thérapeutique douce et non agressive répond au grand principe de la médecine : « *Primum non nocere* » (D'abord ne pas nuire). Cependant l'utilisation d'un tel artifice peut déplaire pour toutes sortes de raisons qui appartiennent à l'homme et à sa conjointe et à eux seuls. Dans ce cas, il est toujours possible de faire appel à la chirurgie réparatrice que l'on pratique depuis une vingtaine d'années et qui donne d'excellents résultats.

La chirurgie réparatrice

Lorsque le traitement médical est insuffisant pour rétablir une érection normale, on peut recourir à la chirurgie réparatrice de la verge. La revascularisation du pénis[60, 61, 62, 63], l'élimination d'une fuite veineuse, peuvent rétablir une érection normale. Si la dégradation est trop importante, la mise en place d'implants péniens est une solution élégante[64, 65].

La restauration chirurgicale du vieillissement sexuel doit toujours s'accompagner d'un traitement hormonal adéquat, sinon l'amélioration de la puissance ne sera que passagère et la régression sexuelle progressera inévitablement.

Le traitement du vieillissement sexuel est avant tout médical et préventif. J'ai plus de mille patients en traitement.

Quelques dizaines d'entre eux seulement ont dû subir une chirurgie correctrice de la verge.

Le cheminement du patient demande toute la concentration du chirurgien. Chaque cas est particulier. Il ne s'agit pas de transformer l'impuissant en machine, mais bien de restaurer son intégrité physique, de lui rendre confiance, de lui redonner l'envie de vivre. La médecine peut apporter cela aujourd'hui.

8.

LES TROUBLES DE L'ÉJACULATION

L'éjaculation se produit lorsque les voies génitales sont gonflées de sperme et que les centres nerveux sont stimulés. Ce phénomène tout à fait naturel se produit deux ou trois fois par semaine chez l'homme jeune.

Lorsqu'il n'y a aucune activité sexuelle (par exemple pour des raisons religieuses chez certains prêtres), les voies génitales se mettent progressivement sous tension et l'éjaculation se produit automatiquement, le plus souvent la nuit, au cours de rêves érotiques. C'est souvent le cas chez l'adolescent qui ne se masturbe pas et qui retrouve ses draps tachés par des pollutions nocturnes lorsqu'il se réveille.

Il arrive qu'un jeune prêtre consulte le médecin parce que ses éjaculations nocturnes le culpabilisent aux yeux de sa religion. Mais la nature est ainsi faite et il n'y a là rien d'anormal. Autrefois, certains religieux voulaient être castrés pour ne pas être induits en tentation. C'est évidemment la solution de facilité interdite par l'Église chrétienne depuis le concile de Nicée (325 après Jésus-Christ) qui estime qu'à vaincre sans tentation il n'est point de mérite.

Lorsque la contraction des voies génitales ne s'accompagne pas d'éjaculation, la pression créée provoque une douleur parfois intense. Ce phénomène se produit souvent chez l'adolescent qui n'a pas encore de partenaire et qui ne se masturbe pas. La masturbation n'est pas chose honteuse et certains religieux éclairés affirment que, si l'intention est pure, elle n'est pas répréhensible.

LE SPERME – ERREURS ET VÉRITÉ SUR LA PROSTATE

Le volume du sperme est constitué essentiellement par les sécrétions des vésicules séminales. Le développement de ces glandes et leurs sécrétions dépendent étroitement d'une bonne production d'hormones mâles. Lorsqu'elles ne sont plus stimulées par l'hormone mâle, elles s'atrophient et la quantité du sperme émis diminue jusqu'à disparaître complètement.

Normalement, après une période d'abstinence de trois jours, le volume éjaculé est de deux à quatre centimètres cubes.

La plus grande confusion règne dans la littérature quant à la définition de la prostate qui n'est pas une glande contrairement à la définition sommaire de certains dictionnaires et de certains manuels de médecine.

Que dit le dictionnaire ? « Prostate : glande à sécrétion externe et interne de l'appareil génital masculin, située autour de la partie initiale de l'urètre et en dessous de la vessie, et dont la sécrétion contribue à la formation du sperme[66]. »

Que dit le *Traité d'anatomie* de H. Rouvière ? « La prostate est une masse glandulaire qui entoure chez l'homme la partie initiale de l'urètre[67]. »

Ces définitions sont inexactes. Elles évoquent uniquement la structure glandulaire de cet organe. D'où l'idée, communément admise, que la prostate est une glande dont la fonction serait exclusivement sexuelle.

Dès lors, on peut lire dans la page médicale d'un grand hebdomadaire : « La prostate est une glande sexuelle qui fabrique la plus grande partie de la phase liquide du sperme. » En réalité, ce sont les vésicules séminales qui sécrètent la plus grande partie du liquide spermatique.

La prostate est un massif fibro-musculaire dans lequel siègent des glandes plus ou moins développées suivant les individus et qui entoure la portion de l'urètre située entre le col de la vessie et le sphincter. Dans la partie supérieure du massif, l'élément fibro-musculaire prédomine sur les éléments glandulaires et est en continuité avec le col de la vessie. Le rôle de ce massif fibro-musculaire est de participer à l'ouverture de l'urètre postérieur lorsque la vessie se vide.

LES TROUBLES DE L'ÉJACULATION, CAUSES RÉELLES ET TRAITEMENT

Les troubles de l'éjaculation sont variés et plus fréquents qu'on ne le pense généralement. Le vieillissement sexuel provoque la régression de toutes les fonctions des organes génitaux de l'homme andropausé dont l'éjaculation est moins fréquente et peut devenir douloureuse, précoce ou retardée. Une éjaculation sans érection valable est un signe de décrépitude sexuelle.

La production de sperme est réduite au moment de l'andropause. Il arrive fréquemment que l'éjaculation soit réduite à une goutte, parfois elle devient impossible : la production de sperme s'est interrompue. C'est ce qui explique, entre autres, la diminution de la fréquence des rapports sexuels.

Carl Pearlman et Luis Kobashi ont étudié la fréquence des rapports sexuels de 2 801 hommes de tous âges[48].

Comme on pouvait s'y attendre, la fréquence de l'activité sexuelle varie directement en fonction de l'âge, les plus jeunes étant les plus actifs. La diminution de l'activité sexuelle est parallèle à la chute de la sécrétion des hormones mâles.

L'éjaculation douloureuse est le signe d'une atteinte organique des voies génitales, provoquée par l'involution sénile des organes génitaux. La cause peut être mécanique, infectieuse ou congestive.

âge/années	Pourcentage d'hommes ayant un rapport sexuel par semaine ou plus
20	88 %
40	80 %
50	68 %
60	50 %
70	25 %
80	10 %

D'après C.K. Pearlman et L.I. Kobashi

L'ÉJACULATION PRÉCOCE

L'éjaculation est un réflexe nerveux qui répond à l'excitation physique des organes génitaux ou à une stimulation érogène des centres cérébraux de la sexualité. On peut éjaculer grâce à la masturbation sans éprouver un orgasme intense. En revanche, l'éjaculation peut se produire sous le coup d'une émotion intense et procurer un orgasme sans stimulation physique des organes génitaux. Lorsque tout concorde, il n'y a pas de problème. Lorsque l'éjaculation prématurée n'a lieu qu'une seule fois, elle est accidentelle et relève de l'incident. Lorsque le phénomène se répète, il devient évidemment inquiétant.

L'éjaculation prématurée d'origine organique se produit généralement dans toutes les circonstances de l'acte amoureux sans que l'on puisse attribuer son origine à une peur particulière ou à une stimulation psychique excessive. Toute stimulation excessive en un point de la boucle réflexe accélère la réaction nerveuse et provoque l'éjaculation prématurée.

On croyait, autrefois, que l'éjaculation précoce était toujours d'origine psychologique parce que les causes organiques étaient méconnues. On sait, aujourd'hui, que les anomalies provoquées par le vieillissement sexuel sont extrêmement fréquentes. Elles irritent la boucle nerveuse réflexe en divers endroits : le prépuce, les canaux éjaculateurs et les glandes de l'éjaculation.

Les hormones sexuelles influencent directement la peau de la verge. Lorsqu'il existe un manque d'hormones mâles, le prépuce devient fin, fragile et sensible. Son hypersensibilité provoque l'éjaculation prématurée. Pour y remédier, il faut rétablir une bonne imprégnation hormonale. Un prépuce fragile s'infecte facilement. Il est colonisé par les virus (Herpes), les champignons parasites et les microbes. L'infection est parfois tenace à ce point qu'il faut pratiquer une circoncision. Parfois, il se développe un anneau rigide qui ne permet plus de décalotter le gland. Cette bague de sclérose peut être simplement la conséquence d'un manque hormonal. Ici encore, la circoncision peut être utile.

L'infection de la prostate, des canaux éjaculateurs et des vésicules séminales qui perturbe l'éjaculation doit être éliminée par les antibiotiques, mais aussi par le traitement local.

L'éjaculation précoce irréductible par le traitement médical peut bénéficier de la mise en place d'implants péniens. La rapidité de l'éjaculation n'est pas modifiée dans chaque cas, mais l'activité sexuelle devient possible.

J'ai opéré, il y a de nombreuses années, un homme éjaculateur précoce âgé d'une trentaine d'années. Il était au bord du suicide malgré de nombreux traitements psychiatriques. Il n'avait jamais eu d'activité sexuelle normale avant son opération. L'éjaculation s'étant tout à fait normalisée, il s'est marié et vit depuis en pleine harmonie. Il est devenu le père de deux petits garçons.

Certains jeux érotiques ont pour but de retarder le plus longtemps possible le moment de l'éjaculation. Dans d'autres circonstances, moins heureuses, l'éjaculation est retardée par l'inexpérience ou l'indifférence de l'un ou des deux partenaires, quel que soit l'âge.

Le vieillissement sexuel provoque la diminution de sécrétion du sperme. Le volume éjaculé diminue progressivement avec le temps. Dans les cas extrêmes, l'éjaculation devient impossible. Lorsqu'un homme éjacule très peu après un temps très long, lorsque l'orgasme diminue ou disparaît, il faut penser au vieillissement sexuel, même chez l'homme jeune. Les dérèglements hormonaux sont responsables de cette régression sexuelle et doivent être corrigés.

TROISIÈME PARTIE

LE COUP DE VIEUX

9.

L'HORMONE DE VIE N'EST PAS UNE UTOPIE

Il y a des phénomènes dont la cause et les symptômes sont évidents. La chute de tension artérielle provoquée par l'hémorragie, ses symptômes spectaculaires se comprennent d'autant plus facilement que la cause est simple : un traumatisme. S'il s'agit d'une hémorragie interne, c'est un peu plus compliqué, il faut rechercher l'organe responsable du saignement. Le traitement immédiat consiste en une transfusion sanguine, mais il faut en même temps arrêter le saignement : sutures de la plaie, enlèvement éventuel de l'organe malade.

Un bref retour dans le temps va nous faire comprendre comment une maladie peut exister depuis des siècles, voire depuis le début de l'humanité, sans que l'homme en soit conscient. Des milliards d'êtres humains sont morts prématurément sans savoir pourquoi. Avant la Seconde Guerre mondiale les maladies infectieuses faisaient encore des ravages en Occident. La tuberculose décimait des familles entières. Les découvertes archéologiques ont pu démontrer que cette maladie existait depuis l'Antiquité. Le corps était envahi par des tumeurs inflammatoires qui se propageaient dans tous les organes. On a également retrouvé des lésions tuberculeuses dans des momies égyptiennes. Aristote avait déjà reconnu la contagiosité du mal et Hippocrate, constatant l'extrême épuisement des malades, avait donné le nom de phtisie à cette maladie mystérieuse. Les expectorations sanglantes de la dame aux camélias sont restées célèbres. Tragédie de l'ignorance...

En 1819, Laennec, un médecin exceptionnel, reconnaît l'unicité de la maladie. Dans son traité sur l'utilisation du stéthoscope, il affirme que toutes les lésions tuberculeuses, du poumon transformé en gigantesque abcès, des reins complètement détruits, des os déformés produisant des bossus, résultent d'une seule et même maladie.

Cette théorie fut l'objet de controverses pendant plus de cinquante ans, la plupart des médecins ne voyant pas la relation qu'il pouvait y avoir entre un bossu et des crachements de sang. Le grand air et le repos étaient les seuls traitements. La cause du mal était inconnue. Les morts se comptaient par millions.

En 1882, Koch décrit le bacille responsable des lésions tuberculeuses. La cause du mal est enfin trouvée. Les hommes n'en mouraient pas moins. Il faudra trouver le remède et attendre encore soixante-deux ans. En 1944, Waksman découvre la streptomycine. Dès lors, la tuberculose sera vaincue. Encore faut-il posséder l'antibiotique. On meurt encore de tuberculose en 1991 dans le tiers monde, par manque d'information et d'argent.

Plus près de nous, le SIDA a été très rapidement identifié en quelques années malgré la diversité de ses symptômes : infection pulmonaire, abcès cérébraux, cancer de la peau connu sous le nom de maladie de Kaposi. Grâce à la puissance de la recherche scientifique, la cause de cette affection fut trouvée rapidement par Luc Montagnier et son équipe qui ont isolé le virus responsable. Plusieurs médicaments font déjà reculer la maladie. L'AZT retarde la progression du virus. Les interférons ont guéri certains cancers de Kaposi. La connaissance de cette pathologie progresse sans cesse et l'on peut en espérer la maîtrise dans les années qui viennent pour en finir avec la peste de la fin du XXe siècle.

Un mal tout aussi redoutable guette le genre humain. Il est partout et fait des ravages. Je veux parler des maladies du vieillissement. Elles sont omniprésentes et prennent des formes tellement différentes qu'elles ne semblent pas avoir de rapport entre elles. Et pourtant !

Pourquoi les hommes présentent-ils, un jour, ce « coup de

vieux » qui les conduit inexorablement vers la décrépitude, après avoir passé la deuxième moitié de leur vie dans la maladie et la souffrance ? Pourquoi sont-ils généralement en bonne santé avant quarante ans ? S'il existe un principe fondamental qui explique la bonne santé, c'est évidemment lui qui fait défaut lorsque le corps commence à se dégrader. C'est génétique, diront certains. Mais tout est génétique ! Ce n'est pas une explication suffisante. Si c'est génétique, il faut bien que l'information soit traduite, qu'elle signifie quelque chose.

Et si le vieillissement commençait tout simplement par l'incapacité de sécréter l'hormone de vie ? La testostérone.

De 1945 à nos jours, la médecine a triomphé dans de nombreux domaines grâce à toute une panoplie de médicaments et de moyens techniques de plus en plus sophistiqués, de sorte que l'espérance de vie dans les pays occidentaux développés est passée de 54 ans au début de ce siècle à 72 ans pour les hommes et 78 ans pour les femmes aujourd'hui.

L'âge moyen progresse certes, mais en maintenant en vie des personnes de moins en moins valides, isolées dans leurs petites chambres, rivées à leurs fauteuils, ou encore clouées au lit. Le mal ne pourra être vaincu que lorsque la cause sera définie et le remède trouvé.

Et si la cause du vieillissement sexuel était la même que celle qui amorce le vieillissement général ?

Les testicules produisent entre 7 et 10 milligrammes de testostérone par jour. Cette quantité est répartie dans l'organisme et agit localement avec des quantités de l'ordre du picogramme (le millième du milliardième de gramme).

Il faut savoir que les organes génitaux ne consomment qu'une faible partie de cette production. La plus grande quantité de la testostérone sécrétée est utilisée par tous les organes du corps humain qui en ont besoin pour entretenir et régénérer leurs structures protéiques sans lesquelles aucune vie n'est possible. Ce sont par conséquent 7 000 à 10 000 milliardièmes de grammes qui sont nécessaires journellement pour faire fonctionner l'organisme et surtout pour maintenir les organes en bon état. Ce fait explique une foule de maux qui surviennent après quarante ans. Ils surviennent en ordre dispersé selon les individus et s'aggravent inexorablement avec le temps.

Les troubles suivants se retrouvent chez l'homme andropausé. Ils apparaissent dans le temps selon un certain désordre, ce sont les points faibles qui sont d'abord atteints :

excès de poids
obésité
ballonnement intestinal
arthrose (épaule, genou, hanche, colonne vertébrale)
fragilité des ligaments articulaires
ostéoporose (fragilité osseuse, fractures)
fonte musculaire
hypertension
angine de poitrine
infarctus du myocarde
artériosclérose
varices
hémorroïdes
ulcères variqueux
gangrène
anémie
sang épais
thrombose artérielle ou veineuse
élévation du cholestérol sanguin (surtout le mauvais
    cholestérol)
élévation des triglycérides sanguins
diabète
peau flétrie
maladies de la prostate
mauvaise filtration des reins conduisant à l'urémie
déficit immunitaire prédisposant aux cancers
troubles de la vue
troubles de l'audition
déchaussement des dents

dépression, mauvaise image de soi, irritabilité, mélancolie, tendance suicidaire, incapacité d'agir, migraines
incapacité de réagir au stress.

À première vue, cette foule de maladies et de symptômes n'ont rien à voir entre eux. Vouloir leur trouver un lien peut paraître illusoire.

Une première réflexion s'impose. Ces symptômes, groupes de symptômes ou maladies, existent-ils ? La réponse est oui. Chacun peut l'observer.

Ensuite, ces phénomènes regroupés sont-ils l'expression d'un phénomène de vieillissement* ? La réponse est oui. Observons les vieillards. Ils présentent ces troubles évidents.

Le troisième point est essentiel à la réflexion. Il faut le connaître. Tous ces phénomènes ont un lien commun : ils peuvent être provoqués en tout ou en partie par le manque d'hormones mâles. C'est un fait démontré par de nombreuses études scientifiques publiées depuis de nombreuses années.

La suite du raisonnement vient logiquement. Si l'hormone manque, pourquoi ne pas la donner à ceux qui en sont dépourvus ? Mais cette hormone existe-t-elle sous forme de médicament ? La réponse est encore oui. La testostérone est synthétisée depuis 1936. Dès cette époque, elle a été disponible sous forme d'injections intramusculaires.

Nous avons les symptômes, la maladie et l'antidote. Ne perdons plus un instant.

Les phénomènes du vieillissement apparaissent successivement. Ils se manifestent par des symptômes traités par la médecine traditionnelle. Mais chaque phénomène dégénératif peut en provoquer d'autres qui provoquent d'autres symptômes. C'est comme des poupées russes où chaque poupée en cache une plus petite et ainsi de suite. On peut imaginer

---

* Le vieillissement est un processus *physiologique* normal que subit tout organisme vivant au cours de la dernière période de sa vie.

un système analogue où une poupée sur deux serait remplacée par une poule et une poupée sur deux par un œuf.
Chaque poule dissimulerait un œuf plus petit qui, à son tour,
dissimulerait une poule plus petite. À la découverte d'un tel
ensemble, on ne pourrait échapper aux questions fondamen-
tales : d'où vient la poule ? et d'où vient l'œuf ? En matière de
vieillissement, le problème se complique encore. Les poules
et les œufs sont de couleurs différentes. Il s'ensuit un éche-
veau apparemment inextricable, un labyrinthe dont il n'est
possible de sortir que grâce au fil d'Ariane. Ce fil, c'est l'hormone mâle.

L'excès de poids, l'obésité, entraînent une surcharge des
os et des articulations qui s'usent plus vite, accélérant l'apparition de l'arthrose. D'un autre côté, la masse corporelle à
irriguer étant plus importante, la tension artérielle s'élève
automatiquement. Cet exemple est réduit volontairement à
trois complications (il en existe d'autres) pour la facilité de
l'exposé.

D'un côté, c'est bien la surcharge de l'organisme qui provoque, pour des raisons mécaniques, l'usure des articulations
et l'augmentation de la pression artérielle. D'un autre côté,
c'est le manque d'hormones mâles qui provoque l'accumulation de graisses et l'excès de poids.

La paroi de l'artère devient rigide par manque d'hormones
mâles, provoquant ainsi l'hypertension qui peut exister isolément mais qui est aggravée par la surcharge pondérale. Le
même phénomène se passe au niveau des articulations fragiles
car dépourvues d'hormones mâles qui s'écrasent d'autant
plus que la surcharge est importante.

Pour éviter la dégénérescence et maintenir le corps humain
en bon état, il faut agir sur l'ensemble des facteurs pathologiques simultanément.

10.

L'EXCÈS DE POIDS ET L'OBÉSITÉ – LE POIDS IDÉAL

La surcharge pondérale, provoquée par l'accumulation des graisses, commence évidemment par le premier kilo superflu. Au début, ce phénomène est à peine perceptible. Avec le temps la silhouette se modifie, les kilos s'ajoutant les uns aux autres.

L'excès de poids fait place progressivement à l'obésité lorsque la surcharge atteint 20 % de la masse corporelle[68].

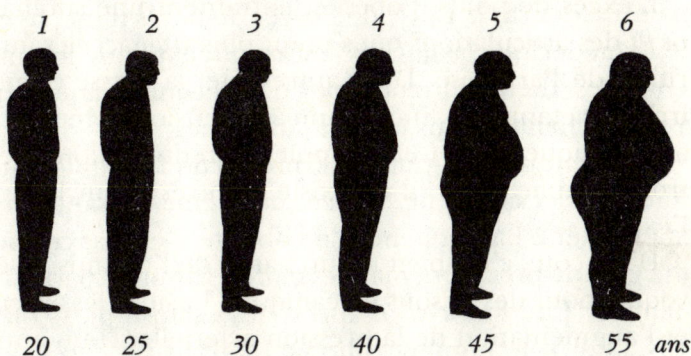

1	2	3	4	5	6

20	25	30	40	45	55 ans

Évolution de la silhouette de l'homme régressif

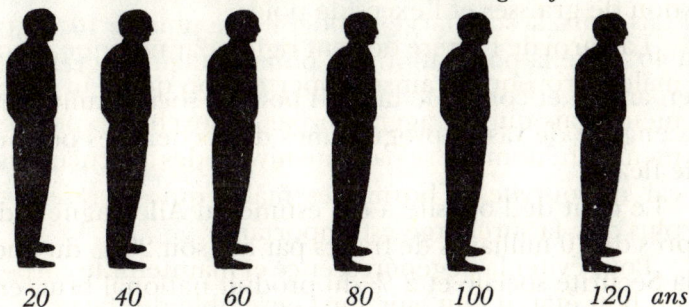

20	40	60	80	100	120 ans

Silhouette de l'homme progressif

L'obésité est dite androïde parce qu'elle est caractéristique de l'homme. Les graisses se déposent d'abord au niveau du ventre et envahissent progressivement le haut du corps. Le tronc et les épaules s'épaississent. Ensuite le cou, la nuque et la face. Le visage rond et gras perd son expressivité parce que les muscles de la mimique sont infiltrés de graisse. Le dépôt graisseux dans les parties latérales des paupières est caractéristique. Il donne un faux air de somnolence.

L'obésité est un symptôme, comme la fièvre. Il existe des dérèglements profonds du métabolisme qui expliquent certaines obésités rares (les grands obèses). Dans l'écrasante majorité des cas la cause de l'excès de poids n'est pas connue de la médecine classique. C'est ce qui explique les multiples tentatives thérapeutiques, parfois décourageantes, qui ouvrent le champ à tous les charlatanismes.

Le phénomène prend des proportions inquiétantes aux États-Unis et constitue un réel problème de santé publique en Occident. La fréquence de l'obésité n'est pas connue avec une grande précision, mais les chiffres avancés parlent d'eux-mêmes. En France, d'après les statistiques officielles (I.N.S.E.E.), le nombre d'hommes ayant un excès de poids est évalué de 28 à 30 % de la population masculine. Aux États-Unis, la surcharge pondérale de plus de 10 % atteint 30 à 40 % de la population. Ce pourcentage progresse d'année en année et constitue un défi pour la société américaine qui a engagé de vastes programmes de recherches pour enrayer le fléau.

Le coût de l'obésité a été estimé en Allemagne fédérale à près de 70 milliards de francs par an, soit 20 % du budget de la Sécurité sociale et 2 % du produit national brut, en soins, arrêts de travail et invalidités. Le chiffre d'affaires de l'industrie diététique aux U.S.A. avait atteint en 1986 près de 350 millions de dollars, et continue à grandir au rythme de 20 % par an [69].

Les compagnies d'assurances sur la vie ne s'y sont pas trompées. En 1959, la Metropolitan Life Insurance Company

a publié les tables du poids fixant l'obésité à une masse
corporelle augmentée de 20 % par rapport à une personne
normale du même sexe et de la même taille[68].

Comme la mortalité de l'obèse est plus grande que celle
d'un homme ayant un poids idéal, il paye des primes d'assurances sur la vie majorées. La surmortalité de l'obèse est
impressionnante :

Excès de poids en %	Surmortalité en % en rapport à un index 100
15	105
20	125
30	135
40	160
50	185

D'après H. H. Marks[70].

Comment calculer l'excès de poids ? Il existe plusieurs for-
mules pour calculer l'excès pondéral en tenant compte de la
taille. Aucune n'est parfaite parce qu'il existe des différences
constitutionnelles entre les individus (un homme à l'ossature
et à la musculature fortes est plus lourd). La plus récente est
un index appelé par les Anglo-Saxons B.M.I (Body Mass Index). C'est un index de masse corporelle obtenu en divisant
le poids en kilogrammes par la taille au carré, exprimée en
mètres[71].

$$B.M.I. = \frac{Poids(kilos)}{H^2(mètres)}$$

On considère qu'il y a obésité lorsque la valeur du B.M.I est
égale ou supérieure à 27. Au-dessus de 22 il y a excès pondéral.
Il faut agir par le traitement approprié pour ne pas dépasser
ce niveau d'index. La correction du poids est plus aisée en

intervenant au début de la surcharge graisseuse. L'exemple de l'obèse ne doit pas occulter le phénomène de l'excès de poids. On peut même affirmer qu'un kilo de trop écourte la vie de deux mois.

Les tables de vie idéales de la Metropolitan Life Insurance Company de 1959 correspondent à un B.M.I de 22.

La maigreur n'est pas bon signe. Lew et Garfinkel[72] ont démontré dans une étude portant sur une population de 750 000 hommes et femmes une surmortalité globale des individus dont le poids est inférieur à 10 % du juste poids.

Rester mince grâce à un régime approprié n'a pas la même signification. Roy Wallford[73] préconise même la sous-nutrition systématique pour accroître la longévité en se basant sur l'étude de souris qui vivent plus longtemps lorsqu'elles sont soumises à une restriction alimentaire. Cet auteur préconise une ration quotidienne de 1 500 à 2 000 calories, sous réserve d'utiliser des aliments à haute valeur nutritive. Cette approche peut être envisagée à condition de ne pas abuser du régime hypocalorique qui conduit à la maigreur[*]. Les réserves sont nécessaires pour combattre la maladie et supporter une période de jeûne obligé. Quel que soit le régime, il doit être équilibré pour maintenir le juste poids car l'obésité fait des ravages.

La diminution de la longévité des obèses est provoquée par des complications dont la fréquence est bien connue. Les maladies cardio-vasculaires et le diabète occupent les premières places.

---

[*]   La maigreur est le résultat de la disparition, diminution ou insuffisance des réserves graisseuses de l'organisme, parfois accompagnée d'atrophie des masses musculaires

Risque cardio-vasculaire de l'obésité		
Obésité	B.M.I.	Risque
modérée	27-30	x 3
sévère	30-40	x 7
très sévère	40	...

D'après J. Raison.

Cause de mortalité	% de surmortalité chez l'obèse par rapport à un index 100 de la population normale
Maladies cardio-vasculaires et rénales	149
Diabète	383
Cirrhose du foie	249
Appendicite	223
Calculs biliaires	206
Cancers	97
Ulcères	67
Suicides	78

D'après H. H. Marks.

Cette statistique porte sur toutes les catégories pondérales confondues. Le grand obèse meurt jeune. On peut imaginer que le simple excès de poids aboutisse au même résultat mais plus tard. La masse graisseuse double chez l'homme entre dix-huit et cinquante ans et ne cesse de s'accroître ensuite. En même temps, la masse musculaire diminue. La simple observation permet de le constater. Nous savons que la sécrétion de testostérone diminue après vingt-cinq ans. Cette hormone est nécessaire au maintien de la masse musculaire et à la régulation des graisses, on ne peut s'empêcher de faire le rapprochement de la cause et de ses conséquences (il y a d'autres facteurs qui aggravent la situation).

Le manque progressif d'hormones mâles provoque l'excès de poids qui s'accroît avec l'âge. Tout l'effort thérapeutique porte généralement sur le régime et certaines mesures alimentaires d'ordre général. Néanmoins, la fréquence de l'obésité progresse partout dans les pays riches. Par rapport à l'individu, elle s'amplifie avec le temps (voir silhouettes de 1 à 6, fig. 2).

Certes, à force de volonté, certains hommes parviennent à maintenir leur poids dans des limites raisonnables grâce à un régime alimentaire équilibré. Mais tous n'ont pas une volonté de fer. Le découragement et les rechutes sont la règle malgré le désir de maigrir.

Les obèses frustrés et âgés déploient des trésors d'ingéniosité, de calculs et de programmes diététiques, le plus souvent sans résultat. Pourquoi cette frustration? Les hommes de moins de vingt ans mangent généralement n'importe quoi et ne grossissent pas (silhouette 1, fig. 2). Ils ont une sécrétion maximale d'hormones mâles.

On a démontré scientifiquement que les hormones mâles provoquent la mobilisation des graisses de réserve (la lipolyse) chez l'homme [75, 76, 77]. Le mécanisme est complexe et sort du cadre de cet ouvrage. Des études cliniques ont démontré l'abaissement des hormones mâles chez l'obèse.

Corrélation entre le taux de testostérone plasmatique et l'obésité	
	Testostérone plasmatique en nanogrammes %
Obèses ayant 200 à 280 % du poids idéal	223
Hommes ayant 85 à 135 % du poids idéal	599

D'après Glass.

En 1990, Zumoff et ses collaborateurs confirment clairement l'abaissement des taux plasmatiques de testostérone totale et de testostérone libre chez l'obèse. L'abaissement de leur taux plasmatique est directement proportionnel au degré de l'obésité[79].

Le régime hypocalorique est synonyme de destruction. Or l'organisme est perpétuellement en situation d'équilibre entre la construction (l'anabolisme) et la destruction (le catabolisme). Pour assurer la longévité il est illogique de penser que la restriction alimentaire puisse suffire à elle seule. Il faut renforcer la construction de l'organisme vieilli et gras qui se décompose, grâce à l'hormone de vie, la testostérone : hormone de construction.

11

LA FONTE MUSCULAIRE ET L'ACTION
DES HORMONES MÂLES

Pour comprendre l'atrophie du muscle, il faut d'abord connaître son mode de fonctionnement.

Le muscle se contracte grâce à l'énergie apportée par un sucre, le glycogène, véritable carburant du muscle. C'est une molécule complexe qui sert de réserve énergétique. Elle est composée de sous-unités de glucose qui est une source essentielle d'énergie de l'organisme. On le trouve dans le miel, les raisins, les fruits. Le stockage du glycogène se fait surtout dans le muscle et dans le foie.

Le glucose du sang (glycémie) dépend de la quantité de sucre ingérée mais aussi de la libération des réserves du muscle ou du foie. Le glucose est également incorporé dans le tissu graisseux où il est transformé en graisse (acides gras et triglycérides). À l'état normal, il existe un équilibre entre le taux sanguin de glucose et les réserves accumulées dans le muscle et dans la graisse.

À jeun, le taux de glycémie normal est inférieur à 140 milligrammes pour cent centimètres cubes de sang veineux (deux mesures sont nécessaires pour confirmer la constance du dérèglement au-delà de 140)[80], l'idéal se situant aux alentours de 100.

Si l'on traduit ces milligrammes en molécules*, cela représente des milliers de milliards de milliards de molécules en circulation. Le sang fait le tour de l'organisme en une minute, le débit sanguin dans les organes est donc très élevé. Si l'on

---

* La molécule est la plus petite particule qui conserve les caractères de celle-ci.

admet, par exemple, que le rein normal comporte 100 milliards de cellules alors qu'il est irrigué par 1,2 litre de sang par minute, cela signifie qu'à chaque minute plusieurs milliers de milliards de molécules de glucose pénètrent dans chaque cellule[81].

Le phénomène est analogue au niveau du muscle qui reçoit en permanence des quantités considérables de molécules de glucose transformé et stocké sous forme de glycogène. Sans lui le muscle ne fonctionne pas, comme une voiture ne peut rouler sans essence. Le glycogène est le carburant du muscle. Il est brûlé en permanence lors de la contraction musculaire.

L'action des hormones mâles sur le muscle est connue depuis de nombreuses années. Elles pénètrent dans la cellule musculaire où elles se lient à un récepteur spécifique dont l'existence a été démontrée par Jung et Beaulieu[82] et d'autres auteurs[83, 84, 85]. L'hormone se dirige vers le noyau de la cellule où il déclenche l'effet hormonal. Les réactions essentielles sont de deux natures. D'abord, la synthèse des protéines s'accroît par l'incorporation de nouveaux acides aminés (ce sont les sous-unités dont sont constituées les protéines)[86, 87, 88, 89, 90]. Ensuite, le contenu en glycogène augmente également de manière significative[91]. Il s'ensuit une hypertrophie du muscle bien connue des athlètes qui désirent augmenter leurs performances.

La consommation d'hormones mâles augmente pendant l'exercice physique. Ce phénomène a été particulièrement bien mis en évidence au cours d'efforts prolongés chez l'athlète. Plas[92] a étudié l'évolution des taux de testostérone et de dihydrotestostérone avant et après l'effort chez onze sportifs volontaires. Ils ont été soumis, trois jours de suite, à deux épreuves cyclistes quotidiennes de deux heures trente chacune, accomplies à une vitesse moyenne de quarante kilomètres à l'heure et entrecoupées d'une période de repos. Cette étude a démontré un abaissement du taux des hormones mâles, persistant quatre jours après la fin de l'effort. Il faut attendre dix jours pour récupérer la sécrétion hormonale qui existait avant l'effort.

Ce phénomène a été confirmé par Morville et ses collaborateurs[93] sur des athlètes avant et après une course de cent kilomètres. Cette épreuve consiste à parcourir cent kilomètres dans un délai maximal de vingt-quatre heures. Elle a lieu de jour comme de nuit, seul ou en groupe, sous le soleil ou la pluie, quelle que soit la température ambiante, conditions qui ajoutent l'effet de stress à l'effort physique. L'équipe étudiée se compose de quatorze coureurs âgés de 28 à 45 ans. Tous présentent à l'arrivée une diminution significative de la testostérone sanguine. Les taux augmentent cinq jours après l'arrivée de la course et se normalisent vers le neuvième jour.

La consommation excessive d'hormones mâles au cours d'efforts physiques prolongés provoque un abaissement des taux sanguins d'hormones mâles et entraîne deux conséquences principales. La première est psychologique. La baisse du taux de testostérone dans le sang provoque une sensation de fatigue et de dépression augmentant avec l'effort, conduisant finalement à l'abandon. La deuxième est métabolique. La chute de la testostérone sanguine empêche la récupération du stock énergétique dans le muscle. Le carburant (glycogène) manque, empêchant tout effort supplémentaire. L'athlète s'effondre, incapable de bouger.

Le manque d'hormones mâles provoque également des accidents cardiaques graves. De nombreuses morts subites au cours d'une activité sportive ont été décrites chez l'homme jeune. Pour la seule période de 1974 à 1977, dix-sept cas de morts subites au cours de compétitions cyclistes ont été rapportées chez des sportifs professionnels en excellente santé et sévèrement sélectionnés[94].

Si l'excès d'hormones mâles accroît la masse musculaire, le contraire est vrai : le manque d'hormones mâles provoque la diminution de la masse musculaire et son atrophie*. Les muscles, agents de la motricité, sont atrophiés chez l'homme

---

* L'atrophie caractérise la diminution du volume d'une structure vivante, par défaut de nutrition, manque d'usage, processus physiologique de régression, maladie, etc.[66]

andropausé. L'augmentation de la graisse et la diminution de la masse musculaire transforment le corps qui devient mou au lieu d'être ferme. Ce fait est confirmé par la diminution de la densité de l'homme âgé. La densité corporelle varie de 1 040 vers vingt ans, à 1 016 vers cinquante ans[69].

L'effort physique de l'homme andropausé a des limites de plus en plus grandes au cours du temps. Dépourvu d'hormones mâles, il est de moins en moins compétitif. Au tennis, il se fait battre régulièrement par les plus jeunes. Ailleurs, il reste à la traîne. La compétition sportive de haut niveau est injuste pour les hommes de plus de vingt-cinq ans. Dépourvus d'hormones mâles, ils ne peuvent gagner face aux jeunes qui produisent naturellement de grandes quantités d'hormones mâles. C'est ce qui explique qu'il est pratiquement impossible, pour un quadragénaire, de gagner aux jeux Olympiques.

On ne peut s'empêcher de frémir en pensant aux hommes âgés qui se lancent dans des efforts excessifs pour prouver qu'ils existent encore. On peut observer cela dans les gymnases où, après l'effort, les hommes andropausés présentent un visage grisâtre et tiré par la fatigue. Ils devraient soutenir leur effort physique par la prise d'hormones mâles.

Il arrive fréquemment, au cours d'un grand marathon populaire, de voir s'effondrer et mourir un homme qui, de toute façon, était andropausé. En somme, une course à corps perdu.

12

LE DIABÈTE ET L'ANDROPAUSE

Le corps humain a besoin d'énergie pour fonctionner. Elle est fournie par trois grandes sources : sucres, graisses et protéines qui se trouvent dans les aliments. L'énergie (carburant) disponible immédiatement est constituée par les sucres et les graisses, le glucose (sucre) étant utilisé instantanément par les cellules de l'organisme. Les protéines ont un rôle spécifique, comme nous le verrons plus loin.

Des milliers de milliards de milliards de molécules de glucose traversent les cellules de l'organisme à chaque instant. Elles sont une source d'énergie utilisable immédiatement par chaque cellule. Une partie des sucres est stockée par le foie et les muscles et constitue une réserve utilisée au cours de l'effort ou de périodes de jeûne.

L'assimilation des sucres se fait immédiatement ou lentement selon leurs compositions.

Les sucres « rapides » (le sucre du miel, le sucre cristallisé extrêmement concentré) sont assimilés rapidement par l'intestin, provoquent une élévation immédiate du taux de glycémie et sont utilisés immédiatement par l'organisme.

Les sucres « lents » (l'amidon du pain, des pâtes et des pommes de terres) sont composés de sous-unités de glucose libérées progressivement au cours de la digestion dans l'intestin. Ils élèvent la glycémie progressivement et sont utilisés pendant une période plus étalée dans le temps.

Les matières grasses sont constituées par les graisses et les huiles. Pour simplifier, disons que les graisses, ou lipides, sont constituées de sous-unités d'acides gras et de glycérol (glycérine). Les acides gras se trouvent dans le beurre, mais aussi dans les margarines à base d'huile d'olive, d'arachide ou de tournesol. Les acides gras confèrent aux graisses l'essentiel de leurs caractéristiques. Ils sont solubles dans les solvants des graisses (acétone, éther, benzène) et insolubles dans l'eau. Tout le monde sait qu'il est impossible de faire disparaître des taches de graisse sur les vêtements en les lavant à l'eau. Il faut les dégraisser par « le nettoyage à sec » qui utilise de l'essence ou d'autres solvants des graisses. Le glycérol (glycérine) se trouve en abondance dans les graisses. C'est un liquide incolore, sirupeux, de saveur sucrée et soluble dans l'alcool.

Les lipides constituent l'essentiel de la membrane des cellules. Ils jouent un rôle important dans l'échange des molécules provenant du monde extérieur et de leur transport au sein de la cellule. Dans le cerveau, les graisses servent d'isolation électrique et d'orientation des influx nerveux.

Les corps gras constituent une source d'énergie considérable. Toutes les cellules peuvent les stocker, mais les cellules adipeuses sont spécialisées dans cette fonction. Un adulte de 70 kilos possède une réserve énergétique de 15 kilos de graisses, 6 kilos de protéines et 300 grammes de glucides. Le reste du poids, soit 72 %, est constitué d'eau. Le tissu gras représente, par conséquent, la réserve énergétique principale de l'organisme (90 %).

Le sucre de l'alimentation est utilisé immédiatement. En excès, il est capté par les cellules graisseuses qui le transforment en graisses.

Les graisses alimentaires sont acheminées directement dans le tissu graisseux, contribuant à l'accumulation des réserves. Si l'on supprime l'apport alimentaire de sucres, l'organisme puise automatiquement dans ses réserves de graisses pour fournir l'énergie nécessaire. Cette mobilisation libère du glycérol qui est transformé en glucose sans lequel aucune vie n'est possible. En effet, si tous les organes peuvent utiliser différentes sources d'énergie, le cerveau consomme uniquement du glucose (100 à 150 grammes par jour) en permanence. Le manque de glucose, comme le manque d'oxygène, détruit le cerveau en quelques minutes. Le taux du sucre dans le sang est une constante du milieu intérieur. Cette constante résulte de l'équilibre entre les apports alimentaires, la synthèse de glycogène par le foie et le muscle, la libération du glucose au niveau du foie, et de l'utilisation du glucose par les cellules.

L'équilibre n'est possible que grâce à la régulation par différentes hormones. La notion classique reconnaît des hormones qui élèvent la glycémie et d'autres qui abaissent le taux de sucre sanguin. Le taux de sucre doit impérativement rester constant, à jeun, dans le sang. L'élévation de la glycémie provoquée par l'alimentation est immédiatement régularisée par l'insuline qui ramène le taux de glycémie en dessous de 140 milligrammes % centimètres cubes de plasma. La sécrétion d'insuline peut être insuffisante, provoquant une mauvaise combustion du sucre dont le taux reste élevé dans le sang. Un test simple permet de confirmer cette insuffisance de la sécrétion d'insuline. Après ingestion de 75 grammes de glucose, la glycémie doit rester inférieure ou égale à 200 milligrammes pour cent centimètres cubes de plasma (deux mesures sont nécessaires). Si l'une des deux mesures est supérieure à 200 milligrammes de glucose pour cent centimètres cubes de plasma, le diagnostic d'«intolérance au glucose» est suggéré et peut révéler une prédisposition à une maladie grave, le diabète sucré. Lorsque le taux de glycémie dépasse 180 milligrammes pour cent centimètres cubes de plasma, les molécules de glucose traversent le filtre rénal et sont éliminées dans l'urine.

Les écrits attribués à Hindu Susruta (600 ans avant Jésus-Christ) contiennent ce qui fut probablement la première description du diabète: «Lorsque le docteur affirme que l'homme émet de l'urine comparable au miel, il est déclaré incurable [71]» Il existait au XVIIe et au XVIIIe siècle des goûteurs d'urine qui mettaient en évidence la présence de sucre en la goûtant. En 1923, Banting et Best découvrent l'insuline qui permet d'entrevoir l'existence d'un contrôle hormonal du métabolisme des sucres, provoquant une avancée remarquable dans le traitement de la maladie diabétique. Le défaut de sécrétion d'insuline frappe l'homme jeune de moins de trente ans. Il souffre d'une forme rare d'assimilation anormale des sucres, le diabète insulino dépendant. Les facteurs héréditaires sont déterminants.

La toute grande majorité des diabètes sucrés se développent après quarante ans (plus de 75 %) et la fréquence du diabète dans la population occidentale varie entre 5 et 25 %. De nombreux facteurs favorisent l'apparition du diabète, mais la cause en est mal définie. La maîtrise de l'alimentation est essentielle pour prévenir et traiter cette affection grave.

Le diabète sucré provoque des complications multiples : le prurit, souvent localisé aux organes génitaux ; les infections récidivantes : furonculose ; les troubles visuels : cataracte, rétinopathie diabétique ; les troubles cardiaques : angine de poitrine ; les troubles vasculaires : hypertension, gangrène des extrémités ; les troubles nerveux : névralgies, polynévrite.

Aux États-Unis, le diabète sucré est la troisième cause de mortalité et la première cause de cécité. Le risque coronarien est multiplié par quatre[95]. Le diabétique de plus de quarante ans est obèse dans 80 % des cas[71]. La mortalité prématurée est en rapport direct avec le développement économique des différentes régions du monde. Dans la plupart des pays, le diabète se situe entre le quatrième et le huitième rang des causes de mortalité[96].

Les théories classiques admettent l'équilibre entre les hormones hyperglycémiantes et hypoglycémiantes pour maintenir la constance du taux de glycémie. On peut se demander pourquoi la testostérone, hormone de vie, est constamment oubliée ? Pourtant, elle participe à la constance du sucre sanguin puisqu'elle fait pénétrer le glucose dans les muscles et dans le foie en diminuant la glycémie. À l'inverse, le manque d'hormones mâles produit l'élévation du sucre sanguin.

Le manque permanent de testostérone chez l'homme andropausé provoque à chaque instant l'élévation de la glycémie et bouleverse le bel équilibre du sucre avec, comme conséquence immédiate, la libération d'insuline pour ramener le taux de glycémie à la normale. Cette réaction a deux conséquences : d'abord la transformation du sucre en graisses et, plus grave, la libération intempestive d'insuline qui abaisse la glycémie en dessous de la normale (hypoglycémie), provoquant une sensation de faim, malaise hypoglycémique, communément appelée « appel du sucre ». L'homme se précipite sur la première nourriture qu'il trouve, de préférence des sucres rapides, pour calmer instantanément le sentiment de faim. Ceci entraîne à nouveau une réaction de l'insuline, selon un cercle vicieux qui n'aura pas de fin. Ces phénomènes expliquent l'excès pondéral, l'obésité et la tendance au diabète de l'homme andropausé. À moins d'avoir une volonté de fer, il est pratiquement impossible de se tenir à un régime quel qu'il soit. Devant l'incapacité des médecins à régler le problème, nous assistons à l'exploitation commerciale de l'excès de poids et de l'obésité, soit par des charlatans, soit par la diffusion de régimes alimentaires qui se prétendent tous plus efficaces que les autres. Le comble étant les vedettes du spectacle en mal de médecine, qui ne produisent en réalité que des livres de cuisine.

Le défaut de sécrétion de testostérone chez le diabétique est connu. Ando et ses collaborateurs[97] ont étudié les taux d'hormones mâles de 41 diabétiques comparativement aux taux hormonaux d'un groupe témoin de 47 hommes ne présentant pas de maladie. Les diabétiques présentaient des taux d'hormones mâles significativement abaissés (comparables aux taux hormonaux d'hommes âgés) par rapport aux hommes normaux.

L'administration d'hormones mâles diminue le taux de glycémie chez le diabétique. Ce phénomène a été magistralement décrit par Giuseppe Pellegrini[98], en 1947, dans un article intitulé : « L'azione antidiabetica degli ormoni sessuali maschili nel quadro della fisiologia del diabete ». L'étude clinique porte sur 68 patients. L'injection intramusculaire de propionate de testostérone à la dose de 5 à 25 milligrammes réduit considérablement le taux de glycémie chez le diabétique. Cette réduction intervient graduellement dans les deux à trois heures qui suivent l'administration d'hormones mâles et se prolonge jusqu'à la quatrième ou cinquième heure. Les taux de la glycosurie diminuent simultanément. La réduction de la glycémie est supérieure à un gramme par litre de plasma.

Le même phénomène peut être observé chez l'homme normal. Chez lui, le taux de glycémie ne s'abaisse pas de façon spectaculaire, mais atteint des taux inférieurs à la glycémie normale car son équilibre hormonal global est respecté.

L'insuline agit avec une rapidité foudroyante. L'excès peut provoquer la mort par la chute brutale du glucose sanguin, incompatible avec la vie car le cerveau a un besoin permanent de glucose, à défaut il est détruit en quelques minutes. L'action de l'insuline ne dure pas plus de vingt-quatre heures. À ce moment le taux de glycémie remonte aux valeurs initiales et de nouvelles injections d'insuline sont nécessaires.

Les hormones mâles agissent plus lentement sur le taux de glucose sanguin. Après un traitement prolongé chez le diabétique, la glycémie basale (à jeun) est réduite pendant quelques jours avant de revenir aux valeurs pathologiques qui précèdent le traitement par les hormones mâles.

Les hormones mâles sont des régulateurs lents de la glycémie. Leur rôle essentiel est méconnu. En 1987, Jens Møeller[99], à Copenhague, confirme l'action favorable de la testostérone sur l'hyperglycémie du diabétique et sur l'intolérance au glucose, d'après une expérience de plus de trente ans.

POURQUOI L'HOMME A-T-IL TENDANCE À GROSSIR APRÈS QUARANTE ANS ?

L'andropause est responsable de la grande majorité des diabètes sucrés et de l'intolérance aux sucres après quarante ans. Elle provoque l'excès de poids et l'obésité pour des raisons chimiques aggravées par la méconnaissance d'une alimentation raisonnée.

La sécrétion d'hormones mâles diminue à partir de vingt-cinq ans. L'équilibre hormonal de la régulation des sucres est immédiatement perturbé, provoquant de l'hyperglycémie. Chaque libération de sucre dans le sang provoque une réaction vive de l'insuline qui stocke le sucre dans les graisses. La vivacité de cette réaction va au-delà du nécessaire et fait chuter le taux de glycémie au-dessous de la normale (qui est constante) avec comme conséquence une hypoglycémie qui provoque la faim, le malaise, l'appel du sucre. Le cercle vicieux est enclenché et s'amplifiera avec le temps (fig. 2).

Le cycle infernal du glucose chez l'homme andropausé

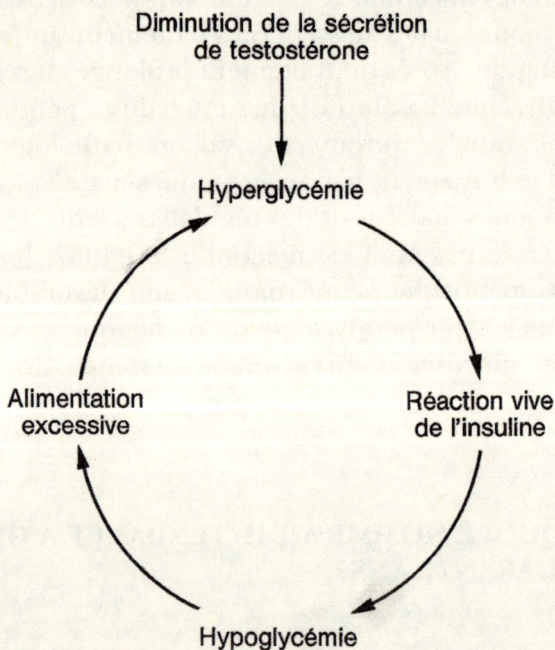

**Diminution de la sécrétion
de testostérone**

↓

Hyperglycémie

**Alimentation
excessive**

**Réaction vive
de l'insuline**

Hypoglycémie

La sécrétion des hormones mâles ne cessant de décroître au cours des années, le cycle infernal de l'hyperglycémie-réaction de l'insuline-faim-suralimentation s'emballe et aboutit à l'excès de poids, à l'obésité et à la mort prématurée.

Aucun régime ne peut rompre ce cycle diabolique sans l'apport d'hormones mâles régulatrices. C'est la raison pour laquelle l'homme andropausé est généralement incapable de maîtriser son poids, quels que soient ses efforts ou sa bonne volonté. Constamment sous l'emprise du mal-être, il finit par abandonner toute alimentation raisonnée, impossible à tenir sur le long terme.

La suppléance en hormones mâles permet de vaincre ce phénomène, de s'alimenter normalement et de vivre longtemps en bonne santé.

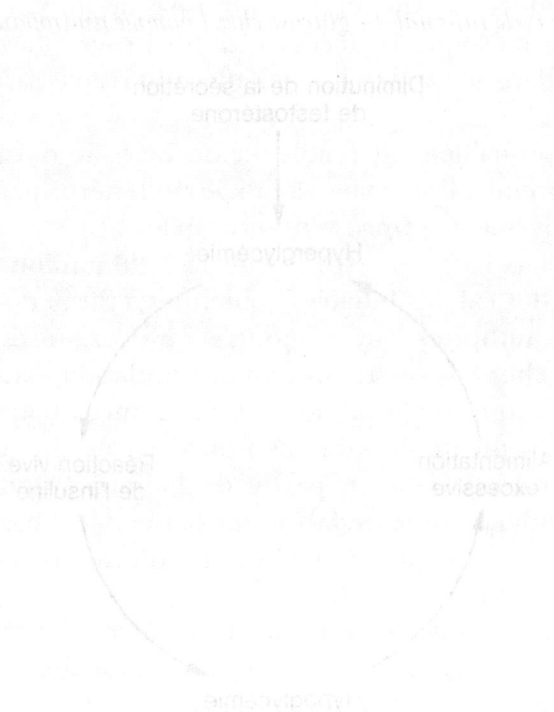

13.

HORMONES MÂLES
CONTRE CHOLESTÉROL

La mauvaise combustion du sucre et l'alimentation déséqui-
librée qui s'ensuit induisent deux autres phénomènes bien
connus de l'âge : l'accumulation du cholestérol et de graisses
(triglycérides) dans le sang. Les dosages du cholestérol et des
triglycérides sanguins font partie du bilan médical, tout le
monde a entendu parler du cholestérol de grand-père ou des
triglycérides de grand-mère. Il n'y a pas un jour où la presse
médicale n'évoque la nécessité de maîtriser l'élévation des
graisses dans le sang qui augmentent le risque cardio-vasculaire.

C'est probablement Poulletier de Le Salle qui isole... en
1769 le premier lipide bien défini, le cholestérol, présent dans
les calculs biliaires (*cholé* veut dire « bile »).

Aux États-Unis, on estime que 16 à 20 millions d'individus ont des calculs biliaires constitués à 80 % de cholestérol. Les autopsies ont démontré qu'il existe des calculs
biliaires chez 8 %, au moins, de la population masculine, et
20 % au moins de la population féminine. Chaque année,
il apparaît un million de cas nouveaux de lithiase[100]. Le
cholestérol provient en partie de l'alimentation, mais la
plus grande quantité est fabriquée par le foie. En excès dans
le sang, il est l'expression d'un mécanisme d'autodestruction produit par l'organisme.

Toutes les graisses peuvent être brûlées. Le cholestérol
en excès est accumulé et stocké par l'organisme, il ne peut
être brûlé. Sauf une petite quantité excrétée par la peau,
son élimination se fait presque exclusivement par le foie qui

l'excrète dans la bile où il peut cristalliser sous forme de calculs.

L'équilibre entre les entrées et les sorties de cholestérol est primordial pour maintenir la constance du milieu intérieur. Si les entrées sont excédentaires, le cholestérol s'accumule dans l'organisme où il ne peut pas être brûlé, dans les artères et sous forme de dépôts graisseux sous la peau (xanthomes).

L'examen du bilan journalier démontre que la formation du cholestérol vient essentiellement du foie[71]. La nourriture est une source d'apport secondaire et l'intestin n'absorbe que 40 % du cholestérol alimentaire. Ces particularités expliquent qu'un régime, quel qu'il soit, est incapable de faire baisser le cholestérol sanguin de manière significative puisqu'il est relativement peu assimilé par l'intestin.

Le cholestérol joue un rôle primordial dans le fonctionnement du corps humain. Il participe à la formation des membranes cellulaires responsables des échanges biochimiques entre l'extérieur et l'intérieur de la cellule. C'est à partir de la molécule de cholestérol que sont formées les hormones (stéroïdes) fabriquées par les glandes surrénales et les testicules.

L'action de la testostérone, hormone de construction, est en permanence en opposition avec le cortisol qui contrarie son action. La testostérone augmente la synthèse des protéines, du grec *protos* qui signifie «premier», qui sont les substances primordiales de l'organisme. Elles constituent la matière de base de la cellule et ont des propriétés biologiques exceptionnelles. Le cortisol provenant des glandes surrénales diminue la synthèse des protéines. La testostérone diminue le taux de glycémie, le cortisol l'augmente. Il suffit de retenir que ces deux hormones agissent en sens opposé.

Le cholestérol est un alcool qui se trouve à l'état libre dans les cellules de l'organisme où il est transformé en hormones ou en composants des membranes cellulaires. Il a également la propriété de retenir l'eau dans les cellules et les empêche de se dessécher. Fabriqué par le foie, il doit être transporté vers les cellules de l'organisme.

Dans le plasma, 80 % du cholestérol est lié aux acides gras (c'est un ester), formant ainsi des molécules de graisses, linoléate de cholestérol, oléate de cholestérol, palmitate de cholestérol, stéarate de cholestérol. C'est le mauvais cholestérol, celui qui se dépose sous forme de graisses dans les parois artérielles lorsqu'il se trouve en excès dans le sang.

Les graisses sont insolubles dans l'eau. Pour être transportées dans le sang qui est aqueux, elles se lient à des protéines dont les propriétés leur permettent de circuler, les lipoprotéines. Le mauvais cholestérol est transporté par une lipoprotéine spécifique, la L.D.L (Low Density Lipoprotein).

Le bon cholestérol n'est pas lié aux acides gras, ce n'est pas une graisse. Il provient de la combustion du mauvais cholestérol libéré de ses acides gras, et représente plus ou moins 27 % du cholestérol total chez l'homme âgé de 20 à 24 ans. Son transport se fait grâce à une lipoprotéine spécifique, la HDL (High Density Lipoprotein) qui est chargée de capter le cholestérol des sites où il est en excès et de le transporter vers le foie où il est dégradé et excrété sous forme d'acide biliaire.

Le programme sur la recherche des lipides du National Health Institute aux États-Unis définit les moyennes du taux de cholestérol dans la population. Ces résultats ont été obtenus à partir de valeurs déterminées dans onze communautés[101].

Valeurs moyennes du cholestérol sanguin aux États-Unis en fonction de l'âge			
Age	Cholestérol total du plasma en mg %	LDL-cholestérol en mg %	HDL-cholestérol en mg %
20-24	162	103	45
25-29	179	117	45
30-34	193	126	46
35-39	201	133	43
40-44	205	136	44
45-49	213	144	45
50-54	213	142	44

D'après le National Institute for Health des États-Unis.

Ce tableau démontre que l'élévation du cholestérol sanguin se fait essentiellement à partir du mauvais cholestérol (LDL-cholestérol). L'élévation du taux de cholestérol sanguin dépend aussi de toute une série de facteurs qui sortent du cadre de cet ouvrage. L'accroissement du cholestérol sanguin avec l'âge, dans une même population ayant les mêmes habitudes alimentaires, pose le problème d'une cause essentielle qui s'accentue avec le temps. C'est le mauvais cholestérol qui augmente avec l'âge. Il y a donc stockage de graisses toxiques. Le responsable de cette accumulation de mauvais cholestérol est le cycle infernal de la combustion du sucre amorcé par l'insuffisance de sécrétion d'hormones mâles chez l'homme après vingt-cinq ans.

Le cycle infernal du glucose, du cholestérol et des graisses
chez l'homme andropausé

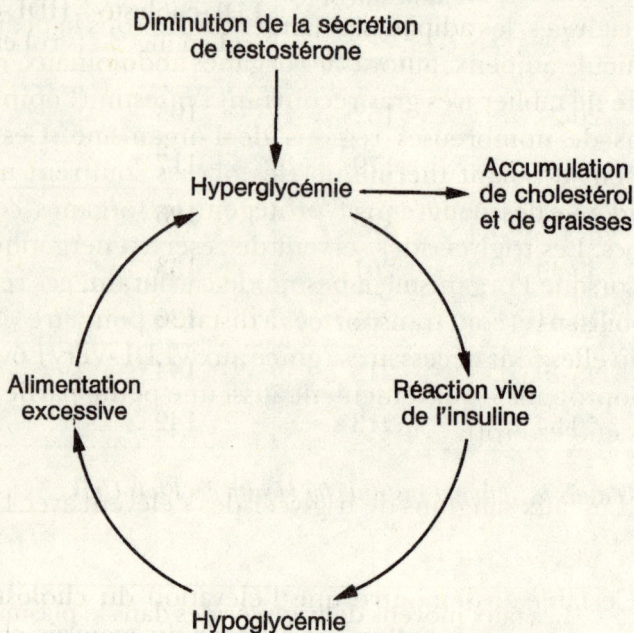

Diminution de la sécrétion
de testostérone

Hyperglycémie ⟶ Accumulation
de cholestérol
et de graisses

Alimentation
excessive

Réaction vive
de l'insuline

Hypoglycémie

Le manque d'hormones mâles provoque l'excès de sucre qui déclenche automatiquement la synthèse de mauvais cholestérol car les capacités d'élimination du cholestérol par l'organisme sont limitées.

L'accumulation de mauvais cholestérol par l'organisme est le résultat de deux phénomènes différents mais complémentaires : le premier est l'emballement de l'apport de glucose alimentaire par le cycle infernal ; le deuxième est la fabrication continue de cholestérol à partir du glucose excédentaire. Le mauvais cholestérol ne pouvant être éliminé suffisamment se dépose dans les parois artérielles.

LES TRIGLYCÉRIDES (GRAISSES)

Ce sont des substances de réserve stockées par des cellules spécialisées, les adipocytes. On les trouve sous la peau dans le panicule adipeux, autour des organes abdominaux, dans une sorte de tablier très gras recouvrant l'intestin (l'épiploon), et dans de nombreuses régions de l'organisme. Ces graisses servent d'isolant thermique (les obèses souffrent moins du froid que les maigres) et protègent les organes contre les chocs. Les triglycérides servent de réserve énergétique.

Lorsque l'organisme a besoin de carburant, ces réserves se mobilisent et sont transportées à distance pour être « brûlées » là où elles sont nécessaires (grâce aux VLDL-Very Low Density Lipoproteins – qui véhiculent aussi une petite partie du mauvais cholestérol).

Les taux sanguins de triglycérides s'élèvent avec l'âge :

Les taux moyens de triglycérides dans le plasma en fonction de l'âge	
Âge	Triglycérides en mg %
20-24	89
25-29	104
30-34	122
35-39	141
40-44	152
45-49	143
50-54	154

D'après le National Institute for Health des États-Unis.

Le taux des triglycérides sanguins dépend de la mobilisation des réserves mais aussi de l'apport alimentaire. Le National Institute for Health, aux États-Unis, a déterminé les taux moyens de triglycérides dans le sang en fonction de l'âge [101] :

Le taux de triglycérides double pratiquement entre vingt et cinquante ans à l'instar de la masse graisseuse de l'organisme. L'étude portant sur une population ayant globalement le même mode de vie alimentaire, on peut soupçonner l'existence d'une cause fondamentale qui accentue ses effets délétères avec l'âge.

Dans les grandes lignes, l'accumulation de triglycérides se fait par un processus analogue à celui qui détermine l'accumulation du cholestérol. Il agit en deux temps. D'abord l'accumulation du glucose par le cycle infernal, ensuite la transformation du glucose en triglycérides par l'intermédiaire de l'acétyl-coenzyme A excédentaire*. Les triglycérides s'accumulent dans le tissu adipeux aussi longtemps que les apports alimentaires restent excessifs.

De nombreux travaux scientifiques ont démontré l'influence favorable des hormones mâles sur la régulation du cholestérol et des triglycérides.

Le bon cholestérol (HDL-C) est plus élevé dans le sang d'hommes ayant des hormones mâles élevées [27, 28]. Une étude de Chadda et de ses collaborateurs [102], portant sur 166 hommes andropausés, a démontré que l'administration d'hormones mâles naturelles (testostérone) sous forme d'implants insérés sous la peau (d'où l'hormone diffuse lentement dans l'organisme) et renouvelés tous les six mois pendant une période de un à dix ans, n'abaisse pas le taux de bon cholestérol.

Le mauvais cholestérol (LDL-C) est plus élevé chez l'homme ayant des taux bas d'hormones mâles [103]. L'étude de Chadda et de ses collaborateurs [102] démontre également l'abaisse-

---

* Le glucose de l'organisme est brûlé (production d'énergie) par une série de réactions chimiques, appelée cycle de Krebs, qui produit une molécule, l'acétyl-coenzyme A, à partir de laquelle le cholestérol se forme.

ment des taux de mauvais cholestérol par l'administration continue de testostérone sous forme d'implants sous-cutanés.

Les triglycérides (graisses) sont moins élevés lorsque les taux d'hormones mâles sont élevés[27, 28]. Les taux faibles d'hormones mâles sont en relation directe avec l'élévation des triglycérides sanguins[103].

Chez l'obèse, Zumoff et ses collaborateurs démontrent[79], en 1990, l'abaissement de toutes les fractions d'hormones mâles dans le sang. Cette diminution est proportionnelle au degré d'obésité.

En conclusion, on peut affirmer que le manque d'hormones mâles provoque l'intolérance aux sucres et le diabète gras, élève dangereusement les taux du mauvais cholestérol et des graisses, provoquant ainsi l'augmentation de la masse du tissu adipeux et l'obésité. Le tout favorise l'apparition des maladies cardio-vasculaires, première cause de mortalité en Occident.

14.

L'ARTÉRIOSCLÉROSE, MALADIE
DE L'OCCIDENT

Deux grandes causes distinctes, mais qui peuvent agir simultanément, expliquent le durcissement des artères. D'abord la dégénérescence de la musculature artérielle, ensuite sa colonisation par les graisses. La première provoque l'artériosclérose proprement dite, la deuxième, l'athérosclérose. L'artériosclérose est l'état pathologique caractérisé par le durcissement progressif des artères, sklerôsis signifie « dur » en grec. Ce phénomène provoque l'augmentation de la pression artérielle avec l'âge.

Les coupes anatomo-pathologiques d'une artère scléreuse démontrent la désorganisation des fibres musculaires et leur remplacement par du tissu fibreux (le tissu des cicatrices) rigide contenant des fibres collagènes inextensibles en abondance, et parfois des dépôts de calcium. La résistance artérielle à la propagation de l'onde sanguine s'accroît et provoque l'hypertension en amont de l'obstacle. La paroi interne de l'artère, soumise à une hyperpression permanente, s'épaissit, réduisant le calibre artériel.

Le terme d'artériosclérose désigne l'épaississement et le durcissement des parois artérielles. L'artériosclérose est la clé de voûte des maladies cardio-vasculaires. Elle constitue la première cause de mortalité dans les pays occidentaux et aux États-Unis [104].

Les hommes meurent plus fréquemment des complications artérioscléreuses que les femmes, avant soixante-cinq ans. Après cet âge, la dégénérescence frappe les femmes autant que les hommes. L'artériosclérose est un phénomène banal après quarante ans. Elle est la principale cause de mortalité après soixante-cinq ans. Quant au vieillard de quatre-vingts ans, il présente généralement des signes d'artériosclérose. L'expression « on a l'âge de ses artères » trouve ici toute sa signification.

La pression artérielle idéale est évidemment celle des hommes de vingt ans : 12-8.

Variations de la pression artérielle, en centimètres de mercure, de 250 000 Américains en bonne santé, en fonction de l'âge		
Age	Pression maximale	Pression minimale
10	10,3	7
15	11,3	7,5
20	12	8
25	12,2	8,1
30	12,3	8,2
35	12,4	8,3
40	12,6	8,4
45	12,8	8,5
50	13	8,6
55	13,2	8,7
60	13,5	8,9

Statistiques de Hunter, cité par Best et Taylor[105].

L'idéal serait de la conserver au cours de l'existence. L'élévation progressive de la tension artérielle dès vingt-cinq ans pose la question d'une cause qui s'aggrave avec le temps.

L'ATHÉROSCLÉROSE

En 1904, Marchand invente le mot athérosclérose (*atheroma* signifie « bouillie » en grec) pour désigner la dégénérescence graisseuse et fibreuse des artères. D'éminentes autorités récusèrent ce terme. Aujourd'hui, l'athérosclérose est une entité à part entière. Ce terme est tout à fait approprié pour nommer la forme athéromateuse de l'artériosclérose.

L'athérosclérose se développe par endroits d'après la localisation des dépôts de graisses, qui se manifestent sous forme de stries graisseuses, de plaques fibreuses ou de lésions compliquées. Les stries graisseuses apparaissent en premier lieu. Elles sont caractérisées par l'accumulation de graisses, principalement l'oléate de cholestérol, dans les cellules musculaires lisses, et par le développement de tissu fibreux, sous la tunique interne de l'artère. Ces dépôts sont visibles à l'œil nu et apparaissent à n'importe quel endroit du réseau artériel. Chez tous les enfants, des traînées graisseuses sont présentes au niveau de l'aorte dès l'âge de dix ans. À vingt-cinq ans, elles occupent parfois 30 à 50 % de la surface de l'aorte. À ce stade, les dépôts graisseux pourraient se résorber, mais rien ne permet de l'affirmer.

Les plaques fibreuses apparaissent entre trente et quarante ans et leur nombre augmente progressivement avec l'âge. Elles se développent surtout au niveau de l'aorte, des artères coronaires, les artères du cœur, et des artères carotides, qui irriguent le cerveau. Elles sont constituées d'un noyau central des graisses, essentiellement du linoléate de cholestérol extracellulaire, et de débris de cellules mortes, entourés d'un grand nombre de cellules musculaires lisses et de collagène. Le tout fait saillie dans l'artère et provoque des zones de turbulence dans le courant sanguin.

La lésion compliquée est une plaque incrustée de calcium, contenant des tissus morts et formant des ulcères. En se développant, elle peut oblitérer complètement l'artère (sténose), être la source d'une embolie à partir de fragments qui se détachent et sont emportés par le courant sanguin. Enfin, la paroi artérielle affaiblie et amincie peut se rompre et provoquer une hémorragie interne.

L'augmentation du nombre de plaques fibreuses et de leurs complications avec l'âge pose le problème d'une cause qui s'aggrave avec le temps.

Les hormones mâles agissent sur les deux formes de sclérose artérielle par deux mécanismes différents.

LE MANQUE D'HORMONES MÂLES PROVOQUE L'ARTÉRIOSCLÉROSE ET L'ATHÉROSCLÉROSE

Le mécanisme pathologique est simple. Toutes les artères durcissent progressivement avec le temps après quarante ans et parfois avant cet âge. Or, la sécrétion d'hormones mâles par les testicules atteint un sommet entre vingt-cinq et trente-cinq ans et décroît ensuite graduellement.

Morer-Fargas et Nowakowski ont démontré cela en déterminant la quantité de testostérone excrétée dans les urines par vingt-quatre heures aux différents âges de la vie [106].

On trouve, en moyenne, une excrétion urinaire de 35 microgrammes de testostérone par vingt-quatre heures chez l'adolescent. Entre vingt-cinq et trente-cinq ans, cette moyenne est de 70 microgrammes. Entre soixante et soixante-dix ans, l'excrétion de testostérone urinaire retombe aux valeurs de l'adolescence. La réduction de l'excrétion de testostérone s'accentue avec l'âge et reflète l'involution de la fonction endocrine des testicules.

Testostérone
(microgrammes / 24 heures)

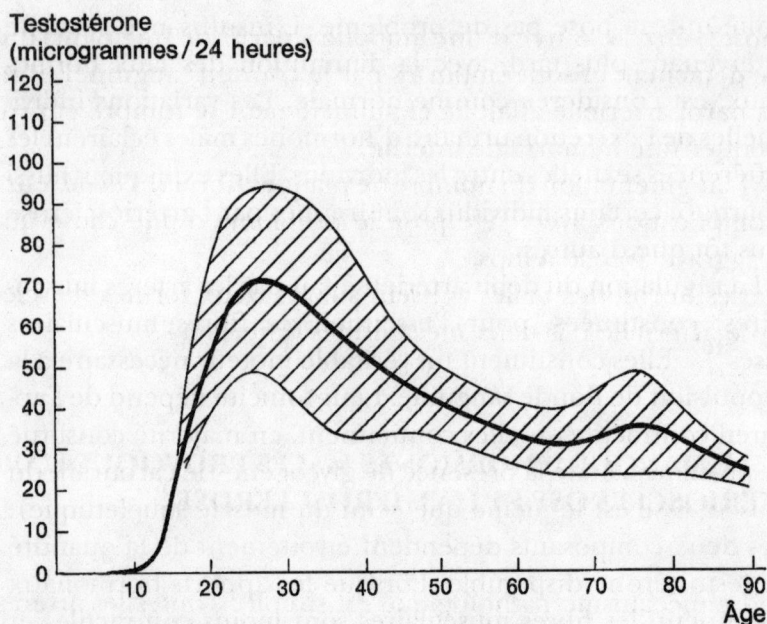

Excrétion de la testostérone aux différents âges de la vie.
D'après Morer-Fargas[106].

L'étude de Morer-Fargas et de Nowakowski appelle plusieurs commentaires.

Les chiffres moyens de l'excrétion urinaire de testostérone sont établis d'après des valeurs extrêmes. Il existe entre vingt-cinq et trente-cinq ans des hommes qui produisent plus d'hormones mâles que la moyenne. D'autres hommes en produisent moins aux mêmes âges. Ces variations sont constitutionnelles. D'où l'intérêt de connaître les taux d'hormones mâles de l'homme à cette époque de la vie, pour pouvoir les comparer, plus tard, aux taux diminués par l'âge.

La faiblesse des taux hormonaux, avant quarante ans, explique les symptômes de la déficience sexuelle prématurée qui inquiète particulièrement à cette période de la vie.

Les taux hormonaux importants qui oscillent autour de 90 microgrammes d'excrétion urinaire de testostérone par vingt-quatre heures, parfois plus, expriment une forte masculinité qui ne pose pas de problème. L'insuffisance sexuelle intervenant plus tard, avec la diminution des taux hormonaux, est considérée comme normale. Les variations individuelles de l'excrétion urinaire d'hormones mâles éclairent les différences sexuelles entre les individus. Elles expliquent aussi pourquoi certains individus sont frappés par l'artériosclérose plus tôt que d'autres.

La régulation du débit artériel se fait par les artères musculaires, constituées, pour l'essentiel, de fibres musculaires lisses[107]. Elles constituent un véritable moteur nécessaire à la propulsion de l'onde sanguine. Leur tonicité dépend de l'appareil contractile qu'elles contiennent, en majorité constitué de protéines, et de la présence de glycogène (le carburant du muscle lisse est le même que celui du muscle squelettique). Ces deux composants dépendent étroitement de la quantité de testostérone disponible. Lorsque les apports hormonaux diminuent, les fibres musculaires sont moins contractiles et deviennent finalement atones. Elles finissent par mourir et sont remplacées par du tissu fibreux contenant du collagène rigide incapable de propager l'onde sanguine.

En 1971, j'avais démontré un phénomène semblable dans la paroi de l'uretère, à l'endroit où il s'abouche dans la vessie (l'uretère terminal). À cette époque, on se demandait pourquoi certains enfants présentaient des uretères très dilatés (méga-uretères) sans cause apparente. L'urine s'accumulait dans l'uretère dilaté et franchissait avec difficulté son segment terminal bien qu'il ne fût pas rétréci en apparence. On attribuait le phénomène à des troubles nerveux tout à fait hypothétiques. Cette anomalie entraînait invariablement la destruction des reins provoquée par l'hypertension dans l'uretère et le rein. J'ai comparé la structure normale de l'uretère terminal normal aux segments incapables de propager l'onde d'urine par une étude anatomo-pathologique portant sur plus de cinquante mille coupes histologiques. Dans tous les cas, la musculature de l'uretère terminal était déficiente ou le siège de malformations, remplacée, le plus souvent, par du tissu fibreux rigide incapable de propager l'onde urinaire[108, 109]. Cette théorie n'est plus discutée aujourd'hui.

Le phénomène est analogue au niveau des artères de type musculaire. Pourquoi ? Tous les hommes sont finalement atteints par la sclérose artérielle car la production hormonale après soixante ans est à peu près la même que celle de l'adolescent. La production d'hormones mâles est suffisante chez l'adolescent pour fournir l'énergie nécessaire à ses structures musculaires. Lorsque la sécrétion d'hormones mâles du sexagénaire retombe aux valeurs de son adolescence, ses structures musculaires plus développées manquent de matériel énergétique, protéines contractiles et glycogène, dégénèrent rapidement, et sont remplacées par du tissu fibreux rigide.

L'artériosclérose généralisée se complique de lésions locales, les plaques d'athérome. Elles se développent surtout dans les artères de type élastique par un mécanisme différent, provoqué également par le manque d'hormones mâles et dépendant du mécanisme de nutrition de l'artère.

Les petites artères (moins de 1 millimètre de diamètre) sont dépourvues de vaisseaux. La nutrition de leurs cellules est assurée par diffusion ou imbibition à partir du sang qui circule dans la lumière. Dans les artères plus grosses, la diffusion des molécules nutritives se fait également par le même mécanisme pour une large partie de leur paroi interne, mais elles reçoivent aussi du sang par de toutes petites artères (les *vasa vasorum*) pour nourrir leur tunique externe.

Le cycle infernal du glucose excédentaire provoque l'hyperproduction de cholestérol et de triglycérides dans le sang. Le cholestérol en excès ne peut pas sortir de l'organisme. Accompagné des graisses, il diffuse dans la paroi interne des artères, de préférence au niveau des zones où la turbulence du sang est élevée, par exemple le carrefour de l'aorte. Dès lors, il entre en contact avec les fibres des lames élastiques constituées d'élastine. Cette protéine, par sa structure, possède une forte affinité pour les corps gras et le calcaire. Les lames élastiques se chargent progressivement de cholestérol, de graisses et de calcaire, perdant ainsi leur efficacité. L'amplification du processus aboutit à la formation de la plaque d'athérome.

Lorsque la plaque d'athérome est formée, il est déjà trop tard, mais on peut améliorer ce qui reste de bon au niveau artériel. Il faut empêcher sa formation au début du processus, au tout début, en évitant l'accumulation du mauvais cholestérol et des graisses. Nous avons vu le rôle essentiel des hormones mâles et la nécessité d'un contrôle rigoureux de l'alimentation dans cette régulation. L'un ne va pas sans l'autre.

L'artériosclérose, fréquente chez le vieillard, provoque le rétrécissement des artères des membres inférieurs. Ce phénomène se manifeste au début par des crampes douloureuses perçues dans la jambe après une marche plus ou moins longue, qui disparaît lorsque le malade s'arrête et se repose. La douleur commence au mollet ou dans le pied et s'étend parfois dans toute la jambe. Elle est accentuée par le froid, la marche rapide et la montée. Lorsque le rétrécissement des artères s'accentue, les douleurs apparaissent même pendant les premières heures du sommeil et provoque parfois des sensations atroces et insupportables qui peuvent être plus ou moins calmées en laissant pendre les jambes en dehors du lit.

L'insuffisance artérielle chronique des membres inférieurs, fréquente dans le grand âge, est l'une des manifestations de la dégénérescence finale du corps. Il existe des moyens pour remédier à cette situation périlleuse. Ils portent sur les symptômes et sur la cause et doivent être adoptés d'urgence.

Dans le traitement classique de l'insuffisance artérielle chronique, la thérapeutique est essentiellement symptomatique. Le tabac est supprimé radicalement. L'obésité doit être combattue à tout prix. L'hypertension artérielle et l'insuffisance cardiaque doivent également être corrigées.

Il faut être particulièrement attentif à l'hygiène des pieds en coupant régulièrement les ongles et en éliminant les mycoses qui se développent facilement sur un terrain affaibli.

Pour améliorer la circulation du sang dans la jambe, on peut utiliser des médicaments vasodilatateurs. Leur efficacité n'étant pas toujours suffisante, la chirurgie reste l'ultime recours.

Un médecin danois, Jens Møeller[110, 111] traite depuis plus de trente ans, dans sa clinique de Copenhague, la gangrène par l'administration d'hormones mâles à fortes doses. Son expérience est déterminante.

C'est au Danemark que l'idée a probablement vu le jour, pendant la Première Guerre mondiale. Un chirurgien célèbre, Thorkild Rovsing, aurait, selon Møeller, prouvé l'efficacité de la testostérone sur la maladie circulatoire. Rovsing avait complètement guéri un vieillard souffrant de gangrène après lui avoir greffé les testicules d'un homme jeune, décédé de mort violente.

Les témoignages de nombreux médecins ayant visité la clinique de Møeller sont unanimes pour attester l'extraordinaire efficacité des hormones mâles pour traiter la gangrène[112, 113, 114, 115]. La testostérone favorise la cicatrisation en stimulant la synthèse des protéines et en augmentant l'oxygénation des tissus. Le mérite de Møeller est d'avoir démontré cela par son travail de pionnier. Le pouvoir de construction des hormones mâles permet de cicatriser les ulcères cutanés les plus récalcitrants et de guérir les membres gangrenés sans amputation.

L'artériosclérose compliquée par l'athérosclérose provoque toute une série de complications et de mécanismes pathologiques responsables de l'hypertension artérielle, de l'angine de poitrine, de l'infarctus du myocarde, des ruptures artérielles, des accidents vasculaires cérébraux, de l'insuffisance rénale et de l'occlusion artérielle des membres inférieurs.

Devant l'étendue du désastre, peut-on négliger la prévention par le traitement hormonal?

15.

BON SANG NE MENT PAS

La formation du caillot se fait par de nombreux facteurs qui entrent en scène successivement pour provoquer une réaction en chaîne aboutissant finalement à la formation de fibrine qui est un gel fibrillaire insoluble, constituant le caillot. Le sang coagulerait spontanément s'il n'existait des facteurs provoquant en permanence la lyse du caillot (fibrinolyse).

En somme, le sang est composé de facteurs chimiques spécifiques qui provoquent la coagulation et d'activeurs chimiques qui assurent la fluidité. Les réactions en chaîne qui déclenchent la coagulation et celles qui provoquent la fluidité sont très complexes. L'important est de savoir que ces forces sont en équilibre permanent.

Lorsque les facteurs de la coagulation manquent, il se produit des hémorragies parfois incontrôlables. L'hémophilie est bien connue. C'est une maladie héréditaire, caractérisée par un retard de la coagulation du sang, se manifestant essentiellement par des hémorragies disproportionnées, prolongées sans tendance à la cessation spontanée. L'enlèvement d'une dent ou des amygdales constitue un risque important. Les traumatismes provoquent des hémorragies dans les muscles ou les articulations. L'hémorragie digestive ou cérébrale peut être fatale. Heureusement, l'hémophilie est une maladie rare.

À l'opposé, la coagulation excessive du sang est un phénomène extrêmement fréquent après soixante ans, les facteurs de fluidité devenant incapables d'assurer la fluidité normale du sang par la fibrinolyse. Le sang épais favorise la thrombose et l'embolie.

LA THROMBOSE

La formation d'un caillot dans un vaisseau sanguin provoque son occlusion. Elle peut se produire dans une artère ou dans une veine. La thrombose artérielle se développe aux points d'usure des parois artérielles provoqués par l'artériosclérose. Les artères des membres sont les plus souvent atteintes et peuvent entraîner la gangrène. Lorsque la thrombose siège au niveau des artères cérébrales, elle provoque des accidents neurologiques graves, comme les paralysies.

La thrombose veineuse provient du ralentissement du courant sanguin ou des forces de coagulation qui peuvent se déchaîner. Le phénomène n'est pas anodin lorsqu'il se développe dans les veines de moyen calibre. Lorsqu'il se produit dans les toutes grosses veines, il peut être mortel.

L'EMBOLIE

L'oblitération brusque d'un vaisseau est un accident grave. Elle provient d'un caillot qui se détache des parois du cœur lorsqu'il existe une insuffisance cardiaque, ou des zones de turbulence excessive au niveau des parois artérielles, bifurcations artérielles et plaques d'athérome. L'oblitération brusque d'une grosse artère nécessite l'intervention urgente d'un chirurgien au courant des techniques vasculaires.

Les maladies cardio-vasculaires sont la source principale de thromboses et d'embolies. C'est pourquoi de très nombreux malades prennent en permanence des médicaments anticoagulants. Ils doivent vérifier la fluidité de leur sang par des examens sanguins répétés car ces substances, pour être efficaces, doivent abaisser suffisamment les facteurs de coagulation. Le traitement par les anticoagulants n'est pas sans risque. Au-delà d'un seuil critique, il peut se produire une hémorragie rénale, gastrique ou cérébrale. Les anticoagulants les plus utilisés sont l'héparine et les dicoumariques.

L'héparine, utilisée en injection intraveineuse, agit instantanément et est d'un maniement délicat. Elle inhibe le premier et le deuxième temps de la coagulation. Les dicoumariques agissent plus lentement. Ils inhibent la vitamine K_1 nécessaire au premier temps de la coagulation et sont administrés par voie orale. Les malades qui suivent ce traitement doivent surveiller en permanence leur temps de prothrombine qui doit être compris entre 20 et 30 %. En dessous, il y a risque d'hémorragie.

Ces médicaments empêchent le sang de coaguler mais ne provoquent pas la dissolution du caillot qui se fait par d'autres molécules.

Le sang épais résulte d'une incapacité des facteurs fluidifiants de provoquer la lyse du caillot. Les malades ayant des désordres vasculaires thrombo-emboliques présentent un défaut de fibrinolyse démontré dans la maladie dégénérative vasculaire veineuse[116, 117] ou artérielle[118].

LES HORMONES MÂLES SONT LES FLUIDIFIANTS NATURELS DU SANG

En 1988, Bonithon-Kopp et son équipe ont démontré[119] que les taux bas de testostérone plasmatique sont associés à une hypercoagulabilité du sang. La même année, Caron et ses collaborateurs[120] confirment que la fibrinolyse représente un système essentiel contre le développement de la thrombose veineuse et artérielle. Ce phénomène est influencé favorablement par les hormones mâles. Ces résultats sont confirmés par d'autres auteurs ayant prescrit avec succès des hormones mâles pour fluidifier le sang de malades atteints de troubles vasculaires[121, 122, 123]. En administrant des hormones mâles, le sang devient fluide. Dès l'interruption du traitement le sang redevient épais, pour redevenir fluide à la reprise de cette thérapeutique.

En conclusion, les hormones mâles constituent des facteurs naturels de la fluidité sanguine. Leur administration ne présente pas de danger d'hémorragies, contrairement aux anticoagulants. Le traitement des maladies cardio-vasculaires thrombo-emboliques par la testostérone est recommandé par la World Health Organization[124].

LES JAMBES LOURDES

La faiblesse des parois veineuses explique le plus souvent l'apparition de varices au niveau des jambes. Elles se développent surtout au niveau des veines superficielles qui sont dilatées, irrégulières, tortueuses et inesthétiques. Après une station debout prolongée, elles provoquent une sensation de «jambes lourdes» qui s'accentue progressivement en fin de journée. Les pieds sont gonflés par l'œdème.

Les varices peuvent également être la conséquence d'une compression du réseau veineux. Ce phénomène est rare chez l'homme. Chez la femme, plus prédisposée aux varices, les dilatations veineuses des jambes peuvent apparaître pendant la grossesse.

Il existe une prédisposition familiale au développement des varices. Elles deviennent plus fréquentes avec l'obésité et l'âge. Les varices se compliquent de phlébites et d'ulcères variqueux. La phlébite est une inflammation des parois veineuses. Elle peut provoquer des embolies pulmonaires dans 5 à 6 % des cas. L'embolie pulmonaire représente une cause majeure de mortalité et est la cause de plus de 50 000 décès aux États-Unis chaque année. L'embolie pulmonaire n'étant mortelle que dans 10 % des cas, on peut évaluer le nombre annuel d'embolies pulmonaires dans ce pays à plus de 500 000.

L'ulcère variqueux est une ulcération plus ou moins profonde de la jambe, habituellement causée par une insuffisance veineuse chronique. La perte de substance de la peau est provoquée par un traumatisme parfois minime, une infection cutanée banale ou la thrombose d'une veine dilatée. La guérison d'un ulcère variqueux est toujours laborieuse.

LES HÉMORROÏDES

Les dilatations variqueuses des veines de l'anus et du rectum donnent lieu à des tumeurs veineuses appelées hémorroïdes. Comme toutes les veines variqueuses, elles peuvent donner lieu à des phénomènes inflammatoires et à des thromboses particulièrement douloureuses.

Les hémorroïdes externes sont situées en- dessous du sphincter anal et sont visibles à l'œil nu. Les hémorroïdes internes, situées au-dessus du sphincter anal, sont visibles au moyen de l'anuscopie.

Chez l'homme andropausé, la dilatation des veines hémorroïdaires doit faire suspecter l'existence d'une hypertrophie de la prostate qui comprime les réseaux variqueux. La prostate volumineuse comprime les veines. Il peut être utile de procéder à son enlèvement, avant d'aborder le problème hémorroïdaire sur le plan chirurgical, de façon à obtenir un meilleur résultat.

Les phénomènes de compression mis à part, les traités de médecine n'expliquent pas pourquoi les parois veineuses peuvent être insuffisantes chez l'homme. On dit que le phénomène est primaire, ce qui n'explique rien.

Les veines, comme les artères, sont constituées de tissus élastiques. Après avoir irrigué les tissus, le sang retourne vers le cœur par le réseau veineux. Ce sont d'abord des petites veinules qui recueillent le sang, ensuite des veines de plus en plus larges. Les veinules comportent des fibres élastiques et éventuellement des fibres musculaires lisses. Elles se continuent par les veines musclées des membres et des viscères. Certaines de ces veines sont fortement musclées et constituent un système de pompes qui propulsent le sang vers le cœur, comme les veines du bassin, les grosses veines des membres inférieurs et la grande veine cave par laquelle le sang revient au cœur.

Le manque d'hormones mâles provoque automatiquement les mêmes transformations régressives que celles qui sont observées dans la musculature des parois artérielles. Les muscles lisses dégénèrent et sont remplacés par du tissu fibreux rigide. D'autre part, les autres composants élastiques perdent leur élasticité[125].

La propulsion du sang est compromise par ces transformations dégénératives qui grippent le moteur assurant le retour du sang vers le cœur.

L'hypercoagulation du sang est responsable de phlébites inexpliquées[126, 127] et de certains ulcères de jambe[128]. Bennet et ses collaborateurs ont démontré[129], en 1987, que la stagnation veineuse a tendance à former des caillots chez des malades ayant un manque d'hormones mâles. Cette tendance à la thrombose se normalise après trois mois de traitement par la dihydrotestostérone, administrée sous forme de gel cutané à raison de 125 milligrammes par jour.

Les hormones mâles sont nécessaires à l'intégrité des parois veineuses et assurent la fluidité du sang.

16.

L'HYPERTENSION ARTÉRIELLE, PROBLÈME MAJEUR POUR LA SANTÉ PUBLIQUE

L'hypertension artérielle est l'un des problèmes les plus importants en matière de santé publique dans les pays occidentaux développés. Son développement sournois, au cours des années, la rend d'autant plus dangereuse qu'elle ne se manifeste pas au début par des symptômes alarmants. Lorsqu'ils apparaissent, la maladie de l'hypertension est déjà très avancée.

Nous avons vu, plus haut, que la tension artérielle idéale est de 12 centimètres de mercure pour la pression maximale et de 8 centimètres de mercure pour la pression minimale[105]. L'élévation permanente d'un centimètre de mercure, de l'une ou des deux pressions, signifie que la tension est trop élevée. Le taux de mortalité cardio-vasculaire s'élève immédiatement. Une tension minimale à 9 centimètres de mercure est déjà mauvais signe. Lorsque la pression maximale dépasse 15,8, le risque cardio-vasculaire est multiplié par 2,5. Une tension artérielle de 14/9 impose des mesures thérapeutiques immédiates.

La fréquence de l'hypertension artérielle est impressionnante. Framingham, cité par Williams et Braunwald dans les *Principes de médecine interne* de Harrison en 1989[130], a démontré que, dans une population de race blanche de banlieue, 20 % des sujets auraient des pressions artérielles supérieures à 16/9,5, alors que 50 % d'entre eux auraient des pressions de 14/9.

Ces mêmes auteurs précisent que la cause de l'hypertension artérielle est inconnue dans la plupart des cas. Les médecins

appellent ce phénomène « hypertension essentielle » ou idio-
pathique, ce qui ne veut rien dire. On dit aussi que le phénomène est familial, ce qui n'explique toujours rien.
L'hypertension essentielle représente, plus ou moins, 90 %
des cas d'hypertension artérielle. Le phénomène de l'hypertension s'intensifiant avec l'âge sur l'ensemble d'une
population[105] pose la question d'une cause essentielle qui
accentue ses effets avec le temps.

Les pressions artérielles maximale et minimale sont l'expression des variations de pression exercées par l'intermédiaire du sang sur les parois d'un circuit fermé, élastique. Ces
pressions sont provoquées par deux moteurs qui se relaient,
le muscle cardiaque et la musculature des artères.

La contraction cardiaque est responsable de la pression
maximale provoquée par la butée de l'onde sanguine sur les
grosses artères. L'onde est transmise dans le système artériel.
La contraction des muscles artériels prend le relais, entre
deux battements cardiaques, pour assurer la continuité de la
propulsion de l'onde sanguine dans les toutes petites artères
(artérioles). Elle provoque la pression minimale. Si ce moteur
secondaire n'existait pas, la pression sanguine tomberait à
zéro entre deux pulsations du cœur.

Le sang circule en permanence dans les organes grâce
aux contractions successives de ces deux moteurs musculaires qui propulsent le sang dans les toutes petites artères
et dans les capillaires. Ce sont les vaisseaux sanguins les plus
élémentaires, dernières ramifications du système circulatoire, qui relient artérioles et veinules. Ce réseau vasculaire
terminal ne possède pas de moteur propre, le sang y circule
continuellement grâce à la propulsion cardiaque et artérielle. Il constitue la résistance périphérique du système
vasculaire.

La pompe cardiaque doit fournir un effort supplémentaire
pour propulser le sang lorsque la résistance artérielle s'accroît
dans les grosses artères : la pression maximale s'élève. Le
travail du cœur augmente de 40 à 50 %.

La pompe musculaire des artères doit également fournir un effort supplémentaire pour propulser l'onde sanguine dans le réseau des petites artères ayant une résistance accrue : la pression minimale s'élève.

L'hypertension non traitée est associée à une diminution de la durée de la vie de l'ordre de 10 à 20 ans.

Une combinaison de facteurs provoque l'augmentation des pressions artérielles avec l'âge. Ce sont la rigidité des parois artérielles, l'augmentation de la résistance périphérique et la viscosité élevée du sang. Pour que le système fonctionne bien, il faut que toutes ses composantes soient intactes. C'est généralement le cas à vingt ans.

L'origine de l'hypertension essentielle est la conséquence de la dégénérescence du système dans son ensemble.

La rigidité des parois artérielles et l'augmentation de la résistance périphérique sont les facteurs dégénératifs les plus importants. L'élasticité des parois artérielles diminue à cause de l'artériosclérose et de l'athérosclérose. Ces phénomènes s'amplifient avec l'âge en fonction de la diminution de la sécrétion des hormones mâles. Pour connaître l'état du réseau artériel, il suffit d'examiner les petites artères du fond de l'œil, leur état est représentatif de celui des artères cérébrales et du réseau artériel en général.

L'augmentation de la résistance périphérique entraîne une surcharge cardiaque insupportable. Cette résistance est provoquée par l'augmentation de la masse à irriguer. Comment cette masse peut-elle augmenter ? Le cerveau n'augmente pas de volume, les autres organes non plus. Alors ? Qu'est-ce qui peut augmenter la masse du corps humain avec le temps ? La graisse, évidemment. Elle se dépose partout dans le corps. Chez l'homme, elle est stockée principalement dans le ventre, autour des intestins. On y trouve souvent 10 à 20 kilos inutiles. Il faut savoir que la graisse est un tissu vivant nourri par les dernières extrémités du réseau artériel qui s'y ramifient.

La résistance supplémentaire dans le réseau artériel augmente en fonction de l'accroissement de la masse graisseuse. C'est sur ce facteur qu'il faut agir, dès le premier kilo superflu.

Nous avons vu, plus haut, comment le tissu graisseux se développe, par le manque d'hormones mâles et la méconnaissance des mécanismes de l'alimentation. Une pression artérielle de 12/8, à vingt ans, va de pair avec un poids peu élevé. Si vous êtes atteint d'hypertension essentielle, il faut retrouver le poids de vos vingt ans. C'est tout à fait possible.

L'hypercoagulabilité est également le résultat du manque d'hormones mâles. Le sang plus visqueux accroît la force nécessaire à la propulsion de l'onde sanguine.

Le traitement classique de l'hypertension utilise des substances qui agissent sur le système nerveux des artères musculaires en provoquant leur relaxation. Les médicaments bêtabloquants, substances qui bloquent l'action des fibres nerveuses responsables de la contraction artérielle, sont efficaces, mais ils ne traitent que le symptôme et non la cause de l'hypertension. En faisant tomber la tension artérielle, ils protègent le cœur mais font chuter la pression sanguine à la périphérie. Les artères de la verge d'un homme hypertendu font partie du réseau terminal. La prise de bêtabloquants fait chuter la pression artérielle de la verge et peut provoquer l'impuissance. Il en va de même pour tout le réseau artériel terminal des organes qui souffriront par conséquence d'un manque d'irrigation.

Il est possible, dans de nombreux cas, de se libérer du traitement bêtabloquant en portant une attention particulière à la maîtrise du poids et en assouplissant les artères par l'action des hormones mâles. Ce traitement est toujours efficace lorsqu'il est mis en œuvre dès l'apparition des premiers symptômes. Il constitue une mesure de prévention majeure de l'hypertension. Lorsque tout le système artériel est devenu rigide, il peut encore améliorer l'état vasculaire, mais beaucoup de lésions seront devenues irréversibles. Les états d'hypertension provoquent l'apparition de toutes sortes de mécanismes et de cercles vicieux pathologiques qui aggravent l'hypertension artérielle. Ils sont responsables de nombreux accidents vasculaires cérébraux et de ruptures artérielles dramatiques.

Le manque de testostérone responsable de la sclérose artérielle, de l'accumulation des graisses et de l'hypercoagulabilité du sang est la cause principale de l'hypertension artérielle essentielle chez l'homme andropausé.

17.

L'ANÉMIE

Le globule rouge contient de l'hémoglobine, substance protéique qui contient du fer et joue un rôle essentiel dans le transport de l'oxygène.

L'anémie est provoquée par la diminution du nombre de globules rouges dans le sang et de leur teneur en hémoglobine. Les principaux symptômes sont la pâleur, la fatigue, l'essoufflement et l'accélération du pouls, des syncopes, des vertiges et des troubles digestifs. L'anémie peut résulter d'une perte de sang (hémorragie) ou d'un trouble de la formation des globules par des agents infectieux ou toxiques. Les globules rouges dépendent également d'hormones spécifiques qui stimulent leur formation.

Le nombre de globules rouges chez l'homme varie entre 4 500 000 et 6 300 000 par millimètre cube de sang[131]. En dessous de 4 500 000 globules rouges par millimètre cube de sang, les symptômes de l'anémie peuvent apparaître.

Le nombre « normal » de globules est une notion statistique portant sur l'ensemble de la population masculine adulte. Or chaque personne est unique. Imaginons que le nombre idéal de globules rouges d'un homme soit de 5 500 000 globules rouges par millimètre cube de sang : un résultat de laboratoire lui attribuant 4 500 000 globules rouges sera considéré comme « normal » par le médecin, c'est-à-dire situé dans une moyenne statistique. Par rapport au nombre idéal de globules rouges pour ce même homme, il lui manquera 1 000 000 de globules rouges par millimètre cube de plasma, soit 20 % de moins. Il est par conséquent utile de connaître le nombre de globules rouges vers vingt ans, au moment ou l'organisme est en pleine forme, et de comparer ce nombre aux échantillons sanguins prélevés au cours du vieillissement. Une baisse de 10 à 20 % du nombre des globules rouges n'est pas sans effet sur l'oxygénation des tissus.

Lorsque le nombre de globules rouges avoisine les 4 500 000, on est en droit de se demander s'il n'existe pas en réalité un phénomène d'anémie, la moyenne semblant « normale ».

Les moyennes biologiques, calculées sur l'ensemble d'une population vieillissante, sont évidemment abaissées puisque les taux biologiques des hommes jeunes deviennent de plus en plus marginaux en terme de « moyenne ». À la limite, les jeunes, étant minoritaires, seraient considérés comme « anormaux ». Il faut apporter la plus grande attention à cette dérive de l'interprétation statistique.

Imposer médicalement cette moyenne à l'ensemble d'une population constitue une erreur grave et, pire, une faute. Chaque être humain est unique et constitue une force vitale en plein devenir, digne du plus grand respect. Dans cet esprit, il faut élever l'homme et non l'abaisser.

L'influence des hormones mâles sur la formation des globules rouges est connue depuis plus de trente ans.

La castration chez le rat produit la chute des hormones mâles et l'anémie[132].

Kennedy a constaté, en 1956, que les femmes présentant un cancer du sein avancé souffraient d'anémie. En leur administrant des hormones mâles, le nombre de globules rouges augmentait de façon spectaculaire[133, 134].

Il existe de nombreuses maladies qui provoquent l'anémie. Le traitement par les hormones mâles est très efficace[135, 136, 137] et a été utilisé sur un grand nombre de malades[138].

Najean a démontré, en 1981, sur une série de 137 malades traités pendant plus de deux ans, que l'anémie s'aggrave avec l'arrêt de l'administration d'hormones mâles et s'améliore lorsque le traitement est repris[139].

On peut étudier aujourd'hui en laboratoire l'effet des hormones mâles sur les cellules souches de la moelle osseuse mises en culture. Ces cellules fabriquent normalement des globules rouges et sont activées par les hormones mâles[140].

Chez le castrat, le nombre de globules rouges est diminué de 10 %. L'homme andropausé présente souvent une diminution du nombre de globules rouges qui augmentent sous l'effet du traitement par les hormones mâles.

18.

L'ANGINE DE POITRINE ET L'INFARCTUS

L'angine de poitrine est une douleur transitoire ressentie au niveau du cœur. Les hommes représentent 80 % des cas au-delà de la cinquantaine et un pourcentage plus élevé en deçà de cet âge. La douleur est perçue le plus souvent comme une gêne à l'endroit où se trouve le cœur, elle se manifeste comme une lourdeur, une sensation d'oppression ou d'étouffement, l'impression de serrement ou de compression. L'intensité de cette gêne est variable et dure généralement de une à cinq minutes. La douleur peut être perçue dans l'épaule gauche et les deux bras.

LA CAUSE DE L'ANGINE DE POITRINE

L'angine de poitrine est l'expression d'une diminution momentanée de l'oxygénation du muscle cardiaque.

Le travail du cœur nécessite un apport permanent d'oxygène transporté par le sang qui circule dans les artères du cœur, les artères coronaires. Elles sont au nombre de deux. L'une irrigue la paroi antérieure, l'autre la paroi postérieure du cœur. Ces deux artères se ramifient dans le muscle cardiaque.

La cause la plus fréquente de l'angine de poitrine chez l'homme andropausé est l'athérosclérose des artères coronaires constituée de plaques graisseuses qui diminuent le calibre des artères principales ou secondaires en un ou plusieurs endroits.

Le facteur émotionnel peut également provoquer une crise

d'angine de poitrine en provoquant un spasme intense des artères du cœur et une irrigation insuffisante du muscle cardiaque.

L'apport de sang oxygéné diminue d'autant plus que les artères sont rétrécies. Au début, l'activité physique réduite ne déclenche pas la crise. L'insuffisance de l'irrigation sanguine se manifeste pendant un effort qui provoque la douleur précordiale, l'apport de sang étant incapable d'assurer l'oxygénation suffisante du cœur au cours d'un surcroît de travail. La crise se produit, par exemple, en courant pour attraper le train ou l'autobus.

Lorsque le calibre de l'artère est réduit de plus de 80 %, le débit artériel est insuffisant au repos. Les crises surviennent à n'importe quel moment, même au lit. Une réduction plus importante du calibre artériel provoque des accidents cardiaques dramatiques comme l'infarctus du myocarde.

Un rétrécissement serré de l'artère coronaire antérieure provoque une mortalité de 15 % par an.

L'électrocardiogramme montre des signes caractéristiques lorsque le rétrécissement des artères du cœur est important. Au repos, ces modifications ne sont pas toujours manifestes si les artères sont modérément rétrécies. Dans ce cas, les modifications de l'électrocardiogramme sont mises en évidence par l'épreuve d'effort. L'enregistrement de l'électrocardiogramme se fait pendant un test d'endurance sur un tapis roulant ou sur une bicyclette, sous le contrôle d'un cardiologue.

La localisation des rétrécissements artériels est mise en évidence par la coronarographie, radiographie des artères du cœur. Un cathéter, introduit dans une grosse artère de la jambe, remonte vers le cœur et pénètre sélectivement dans l'artère coronaire pour y injecter du produit de contraste.

La mortalité cardio-vasculaire est en corrélation directe avec l'évolution des plaques d'athérome au niveau des artères du cœur. Nous avons vu aux chapitres 13 et 14 comment la perturbation du métabolisme des graisses et du cholestérol conditionne cette évolution.

L'élévation des graisses (triglycérides) dans le sang augmente significativement le risque de rétrécissement des artères du cœur[103, 141, 142, 143].

L'élévation du mauvais cholestérol (LDL-cholestérol) est en corrélation avec l'insuffisance coronaire[103]. Des études ont démontré le rôle essentiel du bon cholestérol (HDL-cholestérol) dans la prévention de la maladie coronaire[144, 145, 146, 147].

Le cholestérol est transporté dans le courant sanguin par des protéines spécifiques (HDL) dont la fonction principale est de capter le cholestérol dans les sites où il est déposé et de le transporter vers le foie où il est dégradé et excrété dans la bile.

Les protéines HDL sont en somme les éboueurs du cholestérol. Le complexe HDL-cholestérol constitue le bon cholestérol.

En 1988, la Framingham Heart Study a démontré que chez l'homme le taux de HDL-cholestérol supérieur à 52 milligrammes % centimètres cubes de plasma constitue un facteur protecteur contre le risque d'insuffisance coronaire[148].

Taux élevé de	Corrélation avec l'insuffisance coronaire
Cholestérol total	+
LDL-cholestérol	+
Triglycérides	+
HDL-cholestérol	-

La nature de l'alimentation influence directement les taux de graisses (triglycérides) et de cholestérol dans le sang. Son rôle est capital.

En Occident, les aliments riches en graisses animales provoquent une élévation des graisses nocives dans le sang et déterminent l'apparition de maladies cardio-vasculaires[149].

En revanche, les populations socio-économiquement moins avancées qui ont une alimentation végétarienne pauvre en graisses sont moins prédisposées aux maladies cardio-vasculaires[150, 151, 152].

Les Bantous végétariens ont connu une élévation du cholestérol sanguin après avoir quitté les zones rurales pour la ville et modifié leurs habitudes alimentaires[153].

En Afrique du Sud, Hill et ses collaborateurs ont démontré expérimentalement l'élévation des graisses nocives dans le sang d'hommes végétariens de race noire ayant absorbé une nourriture de type occidental[154].

L'homme atteint d'insuffisance coronaire doit impérativement revoir son mode de vie en maîtrisant l'alimentation et l'activité physique. Il doit éviter de fumer et éliminer absolument toute cause de stress.

Les médicaments vasodilatateurs sont utilisés en permanence. La crise d'angine de poitrine est particulièrement sensible à l'action immédiate de la nitroglycérine (trinitrine) en dragées à placer sous la langue.

On peut élargir le calibre d'une artère coronaire en gonflant un petit ballonnet introduit dans la zone rétrécie au moyen d'un cathéter, cette technique porte le nom barbare d'«angioplastie coronaire luminale transcutanée». La manœuvre n'est pas dépourvue de risques. La mortalité est inférieure à 1 % dans des mains expérimentées. Un pontage coronarien en urgence est nécessaire dans 3 à 5 % des cas. Un infarctus du myocarde survient dans 3 % des cas. La diminution de la crise douloureuse est immédiate dans 85 à 90 % des cas. Cependant, le rétrécissement se reforme dans 15 à 40 % des cas dans les six mois qui suivent la dilatation et la crise douloureuse récidive dans 25 % des cas dans les six à douze mois[155].

La chirurgie coronaire permet de court-circuiter le rétrécissement artériel en réalisant un pontage coronarien. Un segment de veine, prélevé au niveau de la jambe, permet la connexion entre l'aorte et l'artère coronaire au-delà du rétrécissement. Dans les meilleures mains et les meilleures conditions, le taux de mortalité de l'opération est de 1 %. La crise douloureuse disparaît dans 85 % des cas. L'infarctus survient après une intervention dans 5 à 10 % des cas. Le rétrécissement artériel se reforme dans 10 à 20 % des cas la première année, et le nombre de rétrécissements augmente ensuite moins rapidement[155].

Le pontage coronarien est l'objet de nombreuses controverses. Après cinq ans, il n'est pas certain que le taux de survie des opérés soit supérieur à celui des malades ayant suivi uniquement un traitement médical.

Le rétrécissement des artères coronaires est en corrélation avec la perturbation des hormones sexuelles. Cette réalité moins connue est pourtant essentielle. L'insuffisance coronaire est corrélée avec la perturbation des taux d'hormones sexuelles de l'homme. Les hormones mâles, testostérone et dihydrotestostérone, sont en perpétuel équilibre avec l'hormone femelle de l'homme, l'œstradiol (voir Annexe II). Pour que l'ensemble fonctionne bien, il faut que les hormones mâles soient élevées et que l'hormone femelle ne dépasse pas le taux idéal de 20 picogrammes par millilitre de plasma.

L'excès d'hormones femelles a pour conséquence de neutraliser les hormones mâles.

Plusieurs études ont démontré la corrélation entre l'insuffisance coronaire et l'existence, d'une part, de taux de testostérone bas[103, 156] et, d'autre part, de taux élevés d'hormones femelles[157, 158]. Les taux d'hormones mâles et femelles peuvent être perturbés simultanément[159, 160]. Un taux insuffisant de dihydrotestostérone correspond également à l'insuffisance coronaire[161].

Hormone	Taux plasmatique	Corrélation avec l'insuffisance coronaire
Testostérone totale	Bas	+
Testostérone libre	Bas	+
Dihydrotestostérone	Bas	+
Œstradiol	Élevé	+

Le traitement classique de l'insuffisance coronaire ne tient pas compte du rôle capital des hormones mâles. Certains médecins l'ont toutefois compris et ont traité des malades cardiaques avec succès en leur administrant des hormones mâles.

En 1946, Lesser publie une étude s'étalant sur une période de cinq ans et portant sur 101 malades souffrant d'angine de poitrine, traités par l'administration de propionate de testostérone[162]. Il s'agissait de 92 hommes et 8 femmes âgés de 34 à 77 ans. L'amélioration des symptômes fut constatée dans 91 % des cas pendant des périodes variant entre deux et trente-quatre mois. La plupart des malades ont reçu deux fois par semaine 25 milligrammes d'hormones par voie intramusculaire pendant deux semaines, suivis par une injection hebdomadaire de 25 milligrammes. Le traitement moyen a été réalisé par 12 injections intramusculaires.

Un groupe témoin de malades ayant reçu des injections d'huile de sésame ne contenant pas d'hormones n'a présenté aucune amélioration des symptômes douloureux. Ces mêmes malades, traités par l'administration de testostérone, ont réagi favorablement au traitement.

Les patients traités n'ont présenté aucun effet indésirable. Quatre malades ont été étudiés par l'épreuve d'effort avant et pendant le traitement hormonal pour mesurer objectivement l'amélioration de leur état cardiaque. Chacun d'entre

eux a pu réaliser plus d'efforts pendant le traitement hormonal par rapport à son état antérieur, et la durée des crises
cardiaques douloureuses fut raccourcie. Dans chaque cas,
l'amélioration subjective a précédé les mesures objectives de
l'amélioration du travail cardiaque.

Jens Møeller, à Copenhague, prescrit des hormones mâles
depuis plus de trente ans pour traiter les maladies cardio-vasculaires. En 1984, il publie les succès de son expérience dans
un livre, *Testosterone Treatment of Cardiovascular Diseases*[110].

En 1987, Møeller reprend le même thème dans un
deuxième ouvrage intitulé *Cholesterol*[111] et conclut au rôle
essentiel de la testostérone dans le traitement des maladies
cardio-vasculaires. Selon cet auteur, le retard pris par le traitement hormonal de ces maladies tient à l'incapacité de nombreux spécialistes en endocrinologie, biochimie, physiologie
et cardiologie de comprendre le point de vue de chacun
d'entre eux, et à l'incapacité de coordonner leurs efforts.
Møeller compare ce phénomène à celui d'une pyramide dont
chaque face est escaladée par une personne qui n'aperçoit
pas la présence des autres avant d'atteindre le sommet.

L'insuffisance de la sécrétion des hormones mâles sexuelles
intervient de façon décisive dans le dérèglement du métabolisme des sucres, des graisses et du cholestérol et est responsable de l'artériosclérose et de l'athérosclérose. Il n'est pas
étonnant de constater la corrélation de l'insuffisance de la
sécrétion hormonale avec l'insuffisance coronaire.

L'INFARCTUS DU MYOCARDE

Hippocrate (460-377 avant Jésus-Christ), père de la médecine, connaissait l'existence du cœur et assimilait le mouvement du sang à un va-et-vient semblable au flux et au reflux
de la mer. Cette conception rudimentaire fut admise pendant
des siècles.

Au XVIe siècle, André Vésale établit les bases de l'anatomie moderne et décrit pour la première fois la structure du cœur sans en tirer de conséquences physiologiques.

À la fin du XVIe siècle et au début du XVIIe siècle, William Harvey est le grand découvreur de la circulation sanguine dont la physiologie commence à être connue.

Jusqu'au XVIIIe siècle, les affections cardiaques sont inconnues et même niées. Diderot affirme dans son *Encyclopédie* que les maladies du cœur sont rares.

Ce n'est qu'au XXe siècle, surtout après 1940, que les maladies du cœur deviennent l'objet de toutes les attentions, les maladies coronaires constituant un véritable fléau dans les pays industrialisés. Lorsque les artères du cœur se bouchent, le sang n'irrigue plus certaines parties du muscle cardiaque qui se nécrosent parfois de façon dramatique.

Aux États-Unis, l'infarctus du myocarde frappe 1 500 000 personnes chaque année. La mortalité immédiate de la crise aiguë est d'environ 35 % et 15 à 20 % des malades décèdent la première année qui suit l'accident cardiaque.

Le cœur a été de tout temps considéré comme le centre de l'homme. Il est devenu l'emblème du courage, de l'intelligence et de l'amitié. En un mot, le cœur symbolise l'Amour.

Plus prosaïquement, le cœur est un muscle. Un muscle automatique certes, mais avant tout un muscle. Pour se contracter, il a besoin, comme le muscle squelettique, de la force des protéines contractiles et d'un carburant, le glycogène. Ce fait fondamental est constamment ignoré.

La chimie de la contraction musculaire cardiaque dépend de l'action des hormones mâles. On a pu démontrer chez le rat l'existence de récepteurs spécifiques de la testostérone dans les fibres musculaires du cœur[163, 164]. D'autres expériences ont démontré l'augmentation de la teneur en actomyosine dans le muscle cardiaque par l'administration de testostérone[8]. Cette substance renforce les éléments contractiles spécifiques. Le malade cardiaque âgé prend toutes sortes de médicaments régulateurs du cœur. Est-il conscient que l'hormone mâle, véritable nourriture du cœur, lui manque ?

Les hormones mâles renforcent la contraction musculaire du muscle cardiaque comme celle des autres muscles. L'administration d'androgènes améliore le travail du cœur insuffisant ou dégénéré.

En 1977, Jaffe a démontré l'effet bénéfique des hormones mâles sur la contraction cardiaque[165] qui se manifeste par des signes caractéristiques à l'électrocardiogramme lorsqu'elle est insuffisante. L'électrocardiogramme d'effort fut étudié chez cinquante hommes présentant des signes d'insuffisance cardiaque, selon des critères rigoureux avant et après traitement aux hormones mâles. Les malades furent divisés en deux groupes, l'un recevant de la testostérone (200 milligrammes de cypionate de testostérone en une injection intramusculaire par semaine), l'autre un placebo (substance neutre que l'on substitue à un médicament pour contrôler ou susciter les effets psychologiques accompagnant la médication). Les contrôles furent réalisés quatre et huit semaines après le début du traitement. Les anomalies de l'électrocardiogramme d'effort étaient les mêmes avant et après traitement chez les hommes ayant reçu la substance placebo. En revanche, les hommes traités par la testostérone présentaient une amélioration significative quatre semaines après le début du traitement (32 %) et plus significative encore après huit semaines de traitement (51 %).

En 1979, Geistovel publie une étude démontrant que le pronostic immédiat et à court terme d'un infarctus du myocarde est d'autant plus déplorable que le taux de testostérone plasmatique s'est effondré[166].

En 1984, Phillips démontre que les taux anormalement élevés d'hormones femelles dans le plasma peuvent prédisposer à l'infarctus du myocarde[167].

En 1987, Swartz confirme les taux anormalement bas de testostérone chez les malades ayant fait un infarctus du myocarde. Le risque d'accident cardiaque s'accroît dès que le taux pivot de 428 nanogrammes de testostérone pour 100 millilitres de plasma est atteint[168].

L'infarctus du myocarde est l'expression finale d'un processus morbide engendré par le manque de substances énergétiques nécessaires au muscle cardiaque, aggravé par la dégénérescence des artères coronaires.

Les hormones mâles fluidifient le sang, augmentent la force contractile du muscle cardiaque, favorisent la cicatrisation par la stimulation de la synthèse de protéines.

19.

RAIDEURS, LIMITATION DES MOUVEMENTS ET ARTHROSE

On dit qu'avec l'âge... les raideurs se déplacent. Le pénis devient de plus en plus mou tandis que les ligaments, les tendons et le tissu fibreux de l'organisme se rétractent. Nous savons que l'impuissance organique qui se manifeste avec l'âge est la conséquence d'une diminution de la sécrétion des hormones mâles. On peut se demander si cette même cause n'est pas responsable des raideurs et de la limitation des

Fig. 3

Schéma de la barrière entre le sang et les tissus

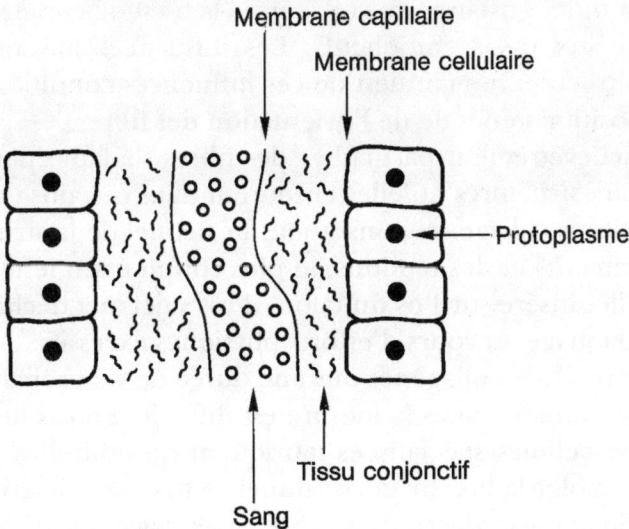

Membrane capillaire

Membrane cellulaire

Protoplasme

Tissu conjonctif

Sang

D'après Sobel et Marmoston[172]

mouvements. À première vue, on ne voit pas le rapport. L'idée pourrait même paraître fantaisiste. Pour comprendre, il faut connaître quelques éléments de la nature et de la biochimie des tissus conjonctifs. Ces tissus occupent les intervalles entre les organes et entre les éléments d'un organe, constituant des composants mécaniques de soutien ou de charpente. Ils sont constitués de cellules et de fibres qui « baignent » dans une sorte de gel (la substance fondamentale) constitué de molécules spécialisées.

C'est par l'intermédiaire du tissu conjonctif que les substances nutritives et l'oxygène parviennent aux cellules de l'organisme.

Les cellules conjonctives les plus répandues, les fibrocytes, sont génératrices de fibres. Les plus connues sont les fibres collagènes. Elles se rencontrent dans presque tous les tissus conjonctifs, sont constituées de sous-unités et disposées à l'extérieur des cellules qui les ont formées. Le qualificatif collagène (de « colle » et « gène ») provient du nom des protéines qui constituent ces fibres. Elles se transforment en gélatine par la chaleur.

La grande résistance du collagène à la traction confère leur solidité aux tissus conjonctifs. Les influences mécaniques mises en jeu et le maintien de ces influences conditionnent la disposition générale de l'orientation des fibres.

L'enchevêtrement particulier des fibres s'adapte parfaitement aux structures qu'elles entourent dans certains tissus.

Les fibres collagènes constituent l'essentiel de la structure des ligaments et des tendons, le plus connu étant le tendon d'Achille. Inséré sur l'os du talon, il est sujet aux déchirures et au claquage au cours d'efforts physiques excessifs.

Les protéines collagènes ont une durée de vie probable de plusieurs années, mais la mesure est difficile. En cas de blessure, les cellules spécialisées fabriquent de nouvelles fibres pour combler la brèche et constituer le tissu des cicatrices.

Les ligaments et les tendons se rétractent avec l'âge. Ramasser un papier à terre ou enfiler un pardessus devient une opération de plus en plus laborieuse.

Ainsi, les cellules de l'organisme vieillissent, mais la matière qui entoure et soutient les cellules vieillit aussi. Ce phénomène a été démontré par les expériences célèbres du physiologiste hongrois, Fritz Verzar. Il a suspendu des filaments de collagène provenant de la queue d'un rat dans un bain-marie à la température de 37 à 40 degrés. Dans ces conditions, les fibres se raccourcissent, les protéines de collagène étant dénaturées en gélatine.

On peut empêcher le raccourcissement en suspendant un poids au bout des fibres. L'importance de la charge nécessaire pour empêcher le raccourcissement est d'autant plus grande que l'animal est âgé[169, 170].

En vieillissant, le collagène devient plus résistant au lieu de s'affaiblir.

Les fibres élémentaires de collagène sont reliées les unes aux autres par des ponts chimiques. La résistance accrue et la rétraction du collagène avec l'âge sont la conséquence d'une augmentation du nombre des ponts ou de leur nature chimique.

Le glucose a la propriété de se fixer sur toutes les protéines. La transformation structurelle du collagène normal en collagène rigide est accentuée par la présence excessive de glucose dans l'organisme. Ce sont, en réalité, des milliards de milliards de molécules de glucose qui « collent » chimiquement les fibres élémentaires de collagène entre elles[171].

Toutes les conditions qui élèvent anormalement le taux de glucose sanguin favorisent le pontage anormal du collagène. Les hormones mâles jouent un rôle essentiel en abaissant le taux de glucose sanguin (voir chapitre 12).

La sécrétion insuffisante d'hormones mâles provoque une tendance à l'hyperglycémie, elle-même responsable du pontage anormal du collagène entraînant la rétraction des ligaments et des tendons. Voilà pourquoi, en étant trop « sucré », l'homme andropausé devient « raide ».

Les fibres collagènes rigides et les cellules baignent dans une substance gélatineuse. Ce gel constitue une voie de passage obligatoire pour le transport des molécules nutritives et de l'oxygène vers les cellules. Avec l'âge, la composition du gel extracellulaire s'altère et compromet la nutrition des compartiments cellulaires.

La raréfaction de la substance gélatineuse est la conséquence de l'insuffisance de sécrétion d'hormones mâles. Ce phénomène a été démontré, en 1958, par Sobel et Marmorston[172].

La rétraction de la lame fibreuse qui recouvre la paume de la main est particulièrement spectaculaire. Les doigts sont recroquevillés et immobilisés dans cette position. Dupuytren a décrit pour la première fois cette maladie qui porte son nom. Pour corriger l'infirmité, le traitement classique recourt à une chirurgie spécialisée qui traite la conséquence du mal et non la cause.

La chirurgie n'empêche pas la récidive. La rétraction des ligaments de la main dépend de l'équilibre hormonal qui modifie la composition du tissu fibreux et provoque le rétrécissement des toutes petites artères qui irriguent la main. Comme toujours, il faut agir au début de la maladie, en corrigeant ce qui peut l'être, sans attendre que les doigts soient complètement recroquevillés.

Le manque d'hormones mâles induit toute une série de réactions biochimiques en cascade qui provoquent la dégénérescence et la rétraction des tendons et des ligaments.

L'ARTHROSE

L'arthrose est une maladie dégénérative des articulations. Elles sont toutes concernées, mais celles qui servent de support y sont particulièrement prédisposées.

L'arthrose est fréquente chez l'homme après quarante-cinq ans. Elle se manifeste d'autant plus que l'âge est avancé, elle est pratiquement constante après soixante-quinze ans.

Le mouvement confère à l'homme sa liberté physique et l'autonomie indispensable à sa survie. La mobilité est assurée par une entité fonctionnelle spéciale, construite dans les moindres détails, l'articulation. Le support et le glissement s'effectuent grâce au cartilage qui revêt les deux extrémités osseuses, unies par une capsule et des ligaments.

La capsule est tapissée à l'intérieur par une membrane spéciale, la synoviale, qui sécrète un liquide lubrifiant, la synovie.

Les muscles insérés de part et d'autre des extrémités osseuses constituent le moteur de l'articulation.

Cette entité fonctionnelle est nourrie par un réseau artériel très riche qui se termine par un lacis de toutes petites artères.

Au début, l'arthrose se manifeste par une limitation des mouvements et des douleurs pouvant être nettes le matin et disparaître au cours de la journée. Ces symptômes nous ramènent au chapitre précédent. À ce stade, l'articulation ne montre pas de signe clinique particulier. Petit à petit, le mouvement devient plus limité à cause de la rétraction et de la rigidité des ligaments qui se chargent progressivement de calcium. Dès lors, le mouvement s'accompagne de craquements. En tournant la tête, par exemple, on perçoit de petites crépitations dans le cou.

Ce stade est déjà très significatif. C'est ici qu'il faut agir. Vite ! Le diagnostic se base essentiellement sur les radiographies qui ne montrent rien de particulier. Cela n'est pas étonnant. Sur les quatre structures articulaires, l'os, la membrane synoviale, la capsule et le cartilage, seul l'os est visible à la radiographie. Les autres structures sont radiotransparentes. De plus, pour apprécier une modification de la constitution de l'os, il faut une variation importante de sa charge en calcium. Ce n'est que lorsque la perte de calcium atteint 30 % environ que l'on peut déceler une décalcification osseuse.

Après de nombreux mois et de nombreuses années, le diagnostic d'arthrose devient enfin visible à la radiographie. La dégénérescence de l'articulation se manifeste par une destruction du cartilage, les extrémités osseuses se rapprochent. On assiste au pincement articulaire. Les ligaments et la capsule calcifiés sont visibles autour de l'articulation. Finalement, les extrémités osseuses se chargent excessivement de calcium et se soudent parfois entre elles, immobilisant totalement l'articulation. Tout le monde connaît l'arthrose de grand-père. Elle a débuté lorsqu'il avait quarante ans. Elle n'a jamais guéri. Force est de constater que rien n'est fait, à l'heure actuelle, pour prévenir ce phénomène dégénératif qui frappe, en définitive, tous les vieillards.

Toutes les articulations subissent le même sort. Les phénomènes dégénératifs sont cependant plus marqués au niveau des articulations qui travaillent le plus : le genou, la hanche, la colonne vertébrale et l'épaule.

L'arthrose du genou se manifeste par la douleur à la marche et à la descente des escaliers. Le genou est gonflé, la rotule immobilisée. Lorsque l'articulation est complètement bloquée, on peut l'enlever chirurgicalement et la remplacer par un genou artificiel.

L'arthrose de la hanche est plus fréquente chez l'homme que chez la femme. Elle frappe les deux hanches dans 20 % des cas. Les douleurs à la marche sont perçues au niveau de l'aine, de la fesse et de la cuisse ou, paradoxalement, dans la genou. Elles se calment au repos. L'articulation se détériore progressivement. La tête du fémur, autrefois ronde, s'aplatit en forme de « tampon de wagon » et la cavité osseuse dans laquelle elle est emboîtée se charge de calcium et d'excroissances osseuses qui finissent par immobiliser totalement l'articulation. La démarche devient boiteuse. Assis, il est difficile de se lever. Dès lors, les muscles qui entourent l'articulation dégénèrent à leur tour, produisant une démarche traînante.

Qu'à cela ne tienne, la chirurgie est là pour enlever l'articulation malade et la remplacer par une prothèse de hanche. Hélas, les résultats ne sont pas définitifs car l'os se détériore à nouveau autour de la prothèse. On voit, aujourd'hui, de nombreux malades qui ont subi de multiples remplacements de prothèses de hanche, les interventions chirurgicales devenant de plus en plus lourdes et hasardeuses.

L'arthrose vertébrale atteint tous les segments de la colonne vertébrale. Selon qu'elle frappe la colonne cervicale, dorsale ou lombaire, on parle de cervicarthrose, de dorsarthrose ou de lombarthrose.

Les articulations vertébrales subissent les phénomènes involutifs caractéristiques de la dégénérescence articulaire : pincement des disques intervertébraux, immobilisation des vertèbres par la surcharge calcaire des ligaments, excroissances osseuses (les fameux becs-de-perroquet). L'effondrement des vertèbres provoque le pincement des nerfs qui sortent de la colonne vertébrale, provoquant des douleurs parfois intolérables. Qu'à cela ne tienne, la chirurgie est là pour décomprimer le nerf coincé. Mais l'intervention salvatrice n'a qu'un temps. La substance osseuse se détériore à nouveau et provoque la récidive à l'endroit opéré, plus haut, ou plus bas.

La colonne cervicale et la colonne lombaire sont atteintes en priorité, pour des raisons mécaniques.

L'arthrose de la colonne cervicale provoque des douleurs dans la nuque, parfois irradiées dans le bras. La compression de certaines racines nerveuses provoque des maux de tête, des vertiges, des troubles visuels auditifs, des douleurs de la face. La mobilisation du cou est limitée et provoque des craquements. L'arthrose de la colonne dorsale est plus rare. Le pincement des nerfs provoque des douleurs intercostales.

L'arthrose lombaire est très fréquente. Elle se manifeste, au début, à l'occasion d'un effort minime, en déclenchant une crise de lumbago toujours très douloureuse. Le spasme des muscles lombaires immobilise le malade pendant quelques heures ou quelques jours. Cet accident bénin peut se répéter. Les douleurs irradient également dans la cuisse, les testicules et la fesse. La douleur provoquée par la compression du nerf sciatique est particulièrement douloureuse. Elle débute dans la région lombaire, se propage dans la face externe de la jambe et se termine dans le gros orteil.

À un stade avancé, les douleurs deviennent permanentes et interdisent le moindre effort.

On connaît de nombreuses causes de l'arthrose. Elles aboutissent toutes à la destruction du cartilage, véritable amortisseur de l'articulation. À la longue, les cartilages s'usent comme les amortisseurs d'une voiture, pour toutes sortes de raisons.

D'une façon générale, les causes résident d'une part dans des troubles mécaniques de l'articulation (amortisseurs mal montés ou ayant reçu un choc excessif), et d'autre part dans des troubles de la structure même de l'articulation (amortisseurs de mauvaise qualité).

D'après Ficat, les causes connues de l'arthrose représentent 50 % des cas[173]. Les manuels de médecine parlent d'arthroses primitives pour désigner les arthroses d'origine inconnue, ce qui ne veut rien dire.

Les arthroses d'origine inconnue représentent 50 % des cas et frappent l'ensemble des hommes après soixante-quinze ans en détruisant progressivement l'ensemble de leurs systèmes ostéo-articulaires. On peut poser la question d'une cause générale qui s'aggrave avec l'âge. Le traitement classique de l'arthrose dite d'origine inconnue est un traitement essentiellement symptomatique qui porte sur les conséquences de l'arthrose.

La douleur peut être soulagée par de l'aspirine. Tout simplement. Les médicaments anti-inflammatoires ne sont pas sans inconvénients. Ils peuvent être à l'origine d'hémorragies ou de troubles de la composition du sang.

On injecte parfois de la cortisone autour ou dans l'articulation pour réduire les phénomènes inflammatoires. Ces infiltrations doivent être faites judicieusement et ne peuvent être répétées trop souvent.

L'échec des traitements médicamenteux laisse la place à l'ostéopathie ou à la thérapie manuelle qui débloquent les articulations et rendent de grands services au malade. Momentanément.

Enfin, en désespoir de cause, la chirurgie remplace allégrement les jointures totalement usées.

LE TRAITEMENT DE L'ARTHROSE PAR LES HORMONES MÂLES

Mon attention a été très souvent attirée, au cours de traitements hormonaux pour insuffisance sexuelle, par des réflexions de malades qui me signalaient la disparition de leurs douleurs de l'épaule, des genoux ou des doigts: « C'est étrange, mes douleurs ont disparu. » Tout d'abord, je n'y ai pas attaché une importance particulière. La répétition de ces témoignages surprenants a fini par me convaincre: les hormones mâles agissent sur l'arthrose et empêchent son développement indépendamment de tout autre facteur.

En y réfléchissant bien, ce fait n'a rien d'étonnant. Pour deux raisons essentielles.

La première porte sur la vascularisation des articulations, constituée de toutes petites artères sans lesquelles ni l'oxygène ni aucune substance nutritive ne peuvent parvenir aux cellules spécialisées.

Le cartilage ne contient pas de petites artères, il se nourrit par imbibition à partir du liquide articulaire sécrété par la membrane synoviale, ou par diffusion à partir de l'extrémité de l'os où se ramifient et se terminent les artères les plus fines.

Ces artérioles dégénèrent en premier lieu lorsque l'artériosclérose se développe. Nous avons vu que l'artériosclérose se développe d'autant plus que les taux d'hormones mâles sont insuffisants. Dès lors, la sécrétion du liquide articulaire sera compromise.

La deuxième a trait au cartilage, constitué pour l'essentiel par de la substance fondamentale qui lui confère élasticité et résistance. On y trouve aussi des fibres collagènes. Ces structures protéiques sont élaborées par les cellules spécialisées du cartilage et constituent du tissu vivant qui exige un entretien continu. Lorsque les taux d'hormones mâles sont insuffisants, la synthèse des protéines est compromise et le cartilage dégénère.

Ces deux conséquences essentielles du manque d'hormones mâles compromettent sérieusement les structures de toutes les articulations. L'arthrose est encore aggravée chez l'homme andropausé par l'excès de poids qui est également la conséquence du déséquilibre des taux d'hormones mâles.

Un grand nombre d'arthroses d'origine inconnue sont la conséquence de l'artériosclérose des toutes petites artères de l'articulation et de la dégénérescence du cartilage articulaire provoquées par l'insuffisance de sécrétion d'hormones mâles.

Le traitement par les hormones mâles associé à un régime amaigrissant prévient l'évolution de l'arthrose chez l'homme andropausé.

20

DES OS PLUS FRAGILES

Pendant le dernier championnat du monde de football, en 1990, nous avons assisté à un nombre incroyable de chutes et de coups dans les tibias. Parfois, leur violence était telle que l'on aurait pu craindre des fractures osseuses clouant les joueurs au sol. Il n'en a rien été. Ils se relevaient invariablement et reprenaient le cours du match. J'ai eu la curiosité de relever l'âge des footballeurs. Il oscillait, pour la plupart, autour de vingt-cinq ans. Je me suis dit que leurs os devaient être rudement solides.

L'autre jour, un médecin, âgé de cinquante-cinq ans, est venu me consulter pour des troubles sexuels débutants. Il connaissait l'importance des hormones sexuelles dans ce domaine et pensait avoir besoin d'un traitement. Toute son histoire clinique faisait penser à une insuffisance de sécrétion d'hormones mâles. Je lui ai prescrit les analyses hormonales nécessaires, pensant le revoir quelques jours plus tard. En rentrant chez lui, il a glissé malencontreusement et fait une simple chute. Dans l'impossibilité de se relever, on l'a transporté à l'hôpital pour une fracture du col du fémur. Les analyses hormonales ont démontré une nette insuffisance des hormones mâles. Trente ans séparent nos jeunes footballeurs impétueux du malheureux homme. Trente années décisives. Le simple bon sens permet de rapprocher les deux phénomènes : des joueurs jeunes et solides, imprégnés totalement par une sécrétion abondante d'hormones mâles ; un homme vieilli et fragile, qui en est dépourvu.

Comme tous les tissus de soutien en général, le tissu osseux est constitué par des cellules spécialisées, des fibres et une substance fondamentale. L'os se caractérise par le fait que cette dernière se charge de sels minéraux, surtout calciques, qui lui donnent sa rigidité et sa consistance.

Le tissu osseux a des fonctions mécaniques de support ou de protection. La résistance à la pression du tissu osseux compact est de 15 kilos par millimètre carré. Sa résistance à la traction est de 10 kilos par millimètre carré. De plus, l'os résiste à la flexion et présente un certain degré d'élasticité.

L'os est également un réservoir chimique. Ses remaniements structuraux modifient continuellement la distribution des sels minéraux. La réserve chimique de l'os produit un certain renouvellement du calcium et du phosphore.

Contrairement au cartilage, l'os est vascularisé par des artères qui se terminent par de toutes petites artères au niveau de ses extrémités.

La structure osseuse subit également l'influence des hormones mâles. La maturation du squelette pendant l'adolescence témoigne de leur impact fondamental. Il est bien établi que le défaut d'hormones mâles induit la gracilité du squelette et qu'une bonne sécrétion hormonale donne une constitution robuste.

En vieillissant, l'ossature se fragilise pour quatre raisons essentielles provoquées par le manque d'hormones mâles :

– La vascularisation de l'os se fait par un réseau de toutes petites artères d'autant plus fines qu'elles se dirigent vers les extrémités osseuses. Elles participent à l'artériosclérose généralisée avec comme conséquence une mauvaise oxygénation des articulations.

– Le tissu de soutien de la structure osseuse se décompose progressivement. Les fibres collagènes et de substance fondamentale[*] qui le constituent participent à la dégradation qui frappe toutes les structures protéiques de l'organisme.

– Le calcium se fixe mal sur le tissu de soutien et provoque la porosité de l'os.

_____

[*] Les fibres collagènes et la substance fondamentale sont constituées de protéines. Voir chapitre 19.

– La raréfaction du tissu osseux s'appelle ostéoporose. Il faut savoir que l'os est le siège de remaniements permanents. Son intégrité dépend de l'équilibre entre les phénomènes de destruction et de construction de la substance osseuse. Le processus de destruction est accentué par le cortisol sécrété par les glandes surrénales. La construction de la substance osseuse dépend de la testostérone. Lors de l'andropause, les effets du cortisol ne sont plus compensés par les propriétés constructives de la testostérone et l'ostéoporose s'installe.

Milhaud a démontré que la vitesse de la perte osseuse s'accentue avec l'âge chez la femme mais également chez l'homme[174].

En 1981, Delmas et Meunier ont démontré l'insuffisance de la sécrétion de testostérone chez des hommes présentant de l'ostéoporose[175]. Ces constatations ont été confirmées par les travaux de Foresta en 1983 et 1984[176, 177, 178], il y a une relation linéaire entre le taux de testostérone plasmatique et la densité osseuse[179].

Le diagnostic de la fragilité osseuse est obtenu par des radiographies qui montrent invariablement une transparence des os, témoin de leur fragilité. Pour que la décalcification de l'os soit visible à la radiographie, il faut un déficit de calcium de 30 % environ. Le diagnostic radiologique ne peut être que tardif. On dispose aujourd'hui d'une méthode d'examen plus précise de la densité osseuse, l'ostéodensitométrie, qui permet de faire un diagnostic précoce de l'ostéoporose et de suivre la régression de ce phénomène dégénératif par le traitement aux hormones mâles.

Les années qui précèdent l'ostéoporose sont minées par le rhumatisme et les douleurs articulaires. À la longue, le tissu osseux se tasse et l'homme andropausé rapetisse parfois de plusieurs centimètres. Ses os deviennent fragiles comme du verre. La moindre chute le prédispose aux fractures.

La dent est implantée dans l'os et maintenue par des ligaments. Ces structures dégénèrent comme la charpente du corps lorsque la testostérone fait défaut.

Le déchaussement est aggravé par le manque d'hygiène dentaire et l'absorption excessive de sucres qui provoquent le décollement des gencives et la formation de poches purulentes autour des racines dentaires.

L'insuffisance de la sécrétion hormonale chez la femme après la ménopause provoque une raréfaction osseuse responsable de fractures, la plus célèbre étant la fracture du col du fémur. Cette cause hormonale de la fragilité osseuse est universellement admise et le retour de la densité osseuse à la normale grâce au traitement hormonal approprié n'est plus discuté.

Le même phénomène se manifeste chez l'homme vieillissant. Aux mêmes causes succèdent les mêmes effets.

La fragilité osseuse de l'homme andropausé est provoquée par le manque d'hormones mâles, le traitement hormonal prévient l'ostéoporose.

21.

QUAND LA PEAU SE FANE

La peau joue un rôle important dans l'organisme. Chez l'homme adulte, son poids peut varier entre six et dix kilos pour une surface de 1,6 mètre carré. L'enveloppe extérieure du corps a l'avantage de pouvoir être observée dans les moindres détails sans difficulté et les modifications provoquées par l'âge sont repérables dès qu'elles apparaissent après quarante-cinq ans.

Le revêtement cutané est un organe complexe. Sa partie superficielle, l'épiderme, est constituée par des couches superposées de cellules dont les plus profondes sont souples et les plus superficielles cornées. Ces dernières se séparent de la couche profonde sous l'action d'une brûlure (coup de soleil) pour former des cloques. À l'état normal, les cellules cornées se détachent d'une façon insensible en une poudre très fine.

La partie profonde de la peau, le derme, contient un grand nombre de fibres élastiques qui sont autant de tendeurs cutanés responsables d'une peau lisse. Les cellules profondes du derme produisent une graisse qui constitue une couche protectrice contre le froid.

La peau contient deux grands types de glandes, les unes sécrètent des graisses (glandes cébacées), les autres la sueur (glandes sudoripares).

Les glandes cébacées sont situées dans la partie profonde de la peau et sont généralement annexées à des poils. Relativement rares sur le torse, le cou et les membres, elles sont au contraire nombreuses dans certaines régions comme le front et surtout le cuir chevelu et le nez: on trouve là quatre cents glandes et plus par centimètre carré de peau humaine.

Les glandes sudoripares sont de petits tubes qui traversent

la partie superficielle de la peau et s'enfoncent dans sa partie profonde. Il y a environ deux cents glandes sudoripares par centimètre carré de peau et leur nombre total est de 3 000 000 pour l'ensemble du revêtement cutané. Le système des glandes sudoripares sécrète à peu près un litre de sueur par jour, il peut en fournir cinq à six litres ou plus.

La peau protège l'organisme des chocs mécaniques et des agressions chimiques. Elle joue un rôle important dans la régulation thermique, la respiration et l'élimination de certains déchets (urée, sels minéraux) de l'organisme. Extrêmement riche en terminaisons nerveuses, la peau est un organe de sensibilité et de réflectivité.

La peau et ses annexes sont de grands consommateurs d'hormones mâles. Leur insuffisance donne naissance à la « vieille peau », caractéristique de l'homme andropausé. Les manifestations dégénératives sont multiples. Elles se voient à l'œil nu et doivent attirer l'attention puisqu'il est possible d'en atténuer les effets par un traitement hormonal approprié. Dans *Les Forces de l'âge*, Robert Aron-Brunetière en a décrit les effets bénéfiques en 1986[180].

Avec l'âge, la partie superficielle de la peau s'amincit. Le vieillissement de l'épiderme n'est pas homogène et les zones atrophiées avoisinent des foyers de peau jeune. Avec les ans la peau devient extrêmement fine, particulièrement au dos des mains et aux jambes. Dans le grand âge la peau y est réduite à l'épaisseur d'une feuille à cigarette. Elle est également mal irriguée, anémiée, pâle.

La peau jeune est élastique, une peau vieillie ne l'est plus. L'élasticité cutanée est due à la qualité des fibres collagènes, des fibres élastiques et des muscles peauciers[*]. Avec l'âge, les fibres collagènes deviennent rigides et les fibres élastiques se détériorent. Le phénomène débute vers quarante-cinq ans et peut survenir dès l'âge de trente-cinq ans.

_____

[*] Les muscles peauciers sont superficiels et s'attachent à la partie profonde de la peau.

Les «vieilles peaux» se déplissent lentement. À la longue, la peau du thorax a tendance à s'effondrer par glissement, la face interne des bras flotte lorsqu'on élève le bras à l'horizontale, la face interne des cuisses flotte comme un drapeau.

Les muscles peauciers participent à la fonte musculaire généralisée de l'andropause. Il y a des muscles dans les paupières, les lèvres, les joues, le front, le cou. Tous les muscles de la mimique s'atrophient progressivement par manque d'hormones mâles. La peau a tendance à pendre ou à se plisser. Les paupières supérieures tombantes recouvrent les yeux qui apparaissent comme bridés. La lèvre inférieure tombante semble boudeuse. La lèvre supérieure se rétrécit et présente de nombreuses rides verticales. Les joues tombantes donnent lieu à des bajoues le long de la mâchoire. Le front est soucieux avec ses rides verticales au-dessus de la racine du nez et sa succession de rides horizontales. Le cou s'orne de fanons. L'atonie des muscles peauciers a pour conséquence d'accentuer les rides d'expression qui deviennent de plus en plus profondes à cause de l'affaissement musculaire. Cette réalité peut être masquée lorsque le visage est envahi par la graisse feignant la jovialité (d'où la peur de maigrir par crainte de voir apparaître les rides). En somme, le visage de l'homme andropausé non traité est marqué par une sorte de tristesse et de faux airs.

L'injection de substance collagène dans les rides est très à la mode aujourd'hui. Le résultat ne peut être que temporaire. Le traitement par les hormones mâles entretient les qualités élastiques de la peau et constitue un véritable lifting biochimique permanent.

La production de sueur chute de façon spectaculaire après la soixantaine. L'approvisionnement en eau de l'épiderme est compromis et le dessèchement de la peau est toujours très important. Il en résulte une incapacité de transpirer et par conséquent une intolérance à la chaleur. Il s'accompagne d'une fine desquamation poudreuse constituée de cellules mortes. À cela s'ajoute une diminution de la sécrétion de sébum[*] par les glandes sébacées qui en sécrètent de moins en moins par manque d'hormones mâles.

Une peau qui se renouvelle trop lentement et qui est de surcroît mal irriguée se défend mal contre l'infection. La plus commune est la conséquence d'une colonisation par un champignon, le *Candida albicans*. Il se développe entre les orteils, au pourtour des ongles des doigts de mains et de pieds, dans les plis cutanés, au niveau du prépuce et de la peau des bourses. Il s'ensuit des démangeaisons et des brûlures assez rebelles mais qui finissent toujours par être vaincues par le traitement antimycosique.

La peau contient des cellules spécialisées (les mélanocytes) chargées d'élaborer un pigment, la mélanine, responsable du hâle. Les grains de mélanine protègent la peau des rayons solaires. La peau brunit d'autant plus que l'activité des mélanocytes est élevé. Le vieillissement de l'épiderme se manifeste par des accumulations excessives et localisées de pigment mélanique. Des taches marrons font leur apparition sur le dos des mains, les avant-bras, le visage et le cuir chevelu. Elles sont de taille et de forme variable. On les appelle communément « fleurs de cimetière ».

Chez l'homme andropausé, la peau fabrique de moins en moins de pigment mélanique, elle rougit mais ne brunit pas, rendant insupportable l'exposition aux rayons du soleil.

La peau des vieillards est également sujette aux petites hémorragies spontanées provoquées par le relâchement du tissu de soutien cutané. La protection des petits vaisseaux cutanés fragiles n'étant plus assurée, leurs parois se déchirent au moindre étirement ou au moindre traumatisme. La cicatrisation des lésions donne lieu à des cicatrices blanchâtres de forme étoilée.

---

[*]   Le sébum est une matière grasse, onctueuse, renfermant des substances protidiques, produit de sécrétion des glandes sébacées constitué par des débris de cellules sécrétrices.

Le phimosis

Chez les hommes qui ne sont pas circoncis, le prépuce[*] recouvre le gland en permanence. Sa souplesse lui permet de découvrir le gland facilement lorsque la verge entre en érection. Comme l'ensemble des organes génitaux, le prépuce est particulièrement sensible aux hormones mâles. En leur absence, la peau qui entoure le gland de la verge s'atrophie, devient rigide et s'infecte facilement. À la longue, le prépuce forme une bague scléreuse en avant du gland qui n'est plus capable de se découvrir. Cette étroitesse anormale de l'anneau du prépuce s'appelle phimosis. Dans les meilleurs cas, après désinfection éventuelle, le prépuce redevient souple par l'application locale d'une crème contenant des hormones mâles[181]. Lorsque l'anneau reste rigide, malgré le traitement hormonal, on peut envisager la circoncision du prépuce malade, opération bénigne mais qui doit être exécutée avec le plus grand soin.

Les poils et les ongles constituent les annexes de la peau. Les poils se renouvellent après un temps plus ou moins long. Tandis que les cils des paupières n'ont qu'une vie courte, les cheveux peuvent persister de trois à cinq ans. Après leur chute, ils sont remplacés à partir de nouveaux germes. Les cheveux poussent de 0, 2 à 0, 4 millimètre par jour. Les poils de la jambe s'allongent de 1, 5 millimètre par semaine, ceux du pubis et des aisselles de 2,2 millimètres.

Avec l'âge, les poils ont tendance à se raréfier au niveau des bras, des jambes, du torse, des aisselles et du pubis car leur croissance dépend étroitement des hormones mâles. Les cheveux blanchissent par manque de formation du pigment mélanique. Leur croissance dépend étroitement de l'activité de la glande thyroïde dont l'insuffisance peut être suspectée lorsque la perte de cheveux est anormale.

---

[*]   Repli de peau qui entoure le gland de la verge.

Les ongles sont des plaques cornées qui protègent les extrémités des doigts. Ils sont constitués par une protéine spéciale, la kératine. Normalement les ongles doivent être durs. Leur croissance est pratiquement indéfinie. Chez l'homme, elle est plus active entre cinq et trente ans. Elle est d'environ 1 millimètre par semaine pour les ongles des mains et de 0,25 millimètre pour ceux des pieds. Lorsque les hormones mâles font défaut, les ongles deviennent minces, fendillés et cassants. Ils ne poussent plus et sont facilement colonisés par des champignons.

22.

LE SOUFFLE COURT

Il n'est pas si facile d'éteindre toutes les bougies du gâteau d'anniversaire en soufflant une seule fois, surtout lorsqu'elles sont nombreuses. Le test est familier et l'on a tout lieu de se réjouir lorsque grand-père y parvient sans s'y reprendre plusieurs fois, car c'est pour lui le signe d'une grande vitalité.

Les échanges gazeux entre le sang et l'air dépendent essentiellement du poumon qui ressemble à une très grande éponge pleine d'air. Les cavités de cette éponge sont constituées par des alvéoles aux parois extrêmement fines. Chaque alvéole est irriguée par des capillaires. L'espace qui sépare le sang de l'air ne dépasse pas 2 millièmes de millimètre[*].

Les alvéoles sont soutenues par un tissu conjonctif très fin qui assure une certaine élasticité au poumon.

L'inspiration dépend des muscles respiratoires qui provoquent l'expansion des poumons. Lors de l'expiration, qui est surtout un phénomène passif, le poumon revient sur lui-même grâce aux formations élastiques qui entourent les alvéoles.

La quantité d'air maximale qui peut être expirée après une inspiration maximale est de 3,8 litres.

L'emphysème pulmonaire chronique est une dilatation permanente des alvéoles et des toutes petites bronches. Ce phénomène entraîne une diminution de la capacité de ventilation du poumon qui contient en permanence de l'air mal

---

[*] La surface totale des parois alvéolaires est estimée à 90 mètres carrés chez l'homme et la surface du réseau capillaire ouvert au maximum est de 140 mètres carrés. La totalité du sang circulant au niveau de la surface respiratoire est capable d'absorber 3,400 litres d'oxygène par minute. L'échange gazeux se fait par la seule diffusion entre l'air et la teneur en gaz du sang

renouvelé. Le thorax prend la forme d'un tonneau et le cou semble trop court. Les mouvements respiratoires sont limités, voire absents. L'emphysémateux ne parvient pas à éteindre une allumette. Le souffle lui manque pour parler.

La surface d'échange oxygène-sang est réduite et entraîne une surcharge de travail pour le cœur.

Le mécanisme principal de l'emphysème provoqué par le vieillissement est une perte d'élasticité de la structure conjonctivo-élastique du poumon. Lors de l'expiration le poumon ne parvient plus à se rétracter complètement. Le vieillissement généralisé du tissu conjonctif agit évidemment au niveau pulmonaire[*]. L'emphysème sénile est aggravé par le tabac qui met en jeu des réactions chimiques complexes aboutissant également à la destruction du tissu élastique pulmonaire.

Le traitement classique de l'emphysème fait appel au drainage des bronches, aux médicaments bronchodilatateurs, aux antibiotiques, à la rééducation respiratoire. Comme toujours, il s'agit d'un traitement portant sur les conséquences de l'emphysème et non sur la cause.

En agissant sur le tissu élastique du poumon, les hormones mâles peuvent prévenir l'emphysème chronique et le souffle court provoqués par l'âge. L'effet sera d'autant plus efficace lorsque le traitement aura été entrepris dès l'apparition des premiers symptômes.

---

[*] Le mécanisme de cette dégénérescence a été décrit au chapitre 22.

23

LES MÉTAMORPHOSES DE LA SILHOUETTE

LE BALLONNEMENT

L'homme andropausé a tendance à « gonfler » et sa silhouette à se modifier.

Le volume de l'abdomen surchargé en graisse augmente encore à cause des gaz accumulés en grande quantité dans le tube digestif. Le ballonnement est capricieux. Il apparaît au début, de façon épisodique. Le ventre gonfle, il faut desserrer la ceinture et parfois déboutonner le pantalon. Bref, le ventre ne rentre plus. Petit à petit le ballonnement se reproduit chaque jour et s'intensifie au cours de la journée. Le soir le gonflement est à son comble, puis il disparaît pendant la nuit. Enfin, le ventre reste tendu en permanence, simulant presque une grossesse.

Très caractéristique, ce type de ballonnement ne se résorbe pas par l'élimination de gaz ou de selles.

Les aliments digérés et les gaz doivent franchir huit mètres d'intestin, en moyenne, avant d'être évacués par la mise en œuvre d'une importante musculature[*]. Les muscles intestinaux dégénèrent chez l'homme andropausé, comme l'ensemble de sa musculature[**] suite à une insuffisance de sécrétion d'hormones mâles. Il s'ensuit une atonie des fibres muscu-

---

[*] Le moteur du tube digestif est constitué par la musculature du petit et du gros intestin. Le petit intestin mesure 6,5 mètres environ et comporte 15 à 16 flexuosités appelées anses intestinales. Il est formé d'une couche superficielle de fibres musculaires longitudinales et d'une couche profonde de fibres circulaires. La longueur du gros intestin est de 1,5 mètre, en moyenne. Comme le petit intestin, il est composé de deux couches musculaires.
[**] Voir chapitre 11.

laires intestinales qui deviennent incapables de se contracter normalement. Dès lors, le ballonnement devient permanent.

Le traitement classique de l'excès de gaz dans le ventre utilise des médicaments qui ont la propriété de fixer les gaz. Le charbon d'origine végétale a été et est encore utilisé à cette fin. Une fois de plus, on traite l'excès de gaz, conséquence du ballonnement, et non la musculature intestinale atone, cause du ballonnement. Il est tout à fait courant de voir le tour de taille d'un homme andropausé ballonné diminuer de dix centimètres en quelques semaines grâce au traitement par les hormones mâles qui tonifient à nouveau la musculature intestinale, alors que la perte de poids éventuelle n'a pas encore eu d'effet sur la rondeur.

Les hormones mâles tonifient la musculature intestinale de l'homme andropausé et préviennent le ballonnement.

L'HYPERTROPHIE DES SEINS

Il faut savoir que l'homme sécrète normalement une faible quantité d'hormones femelles et une grande quantité d'hormones mâles. L'andropause, c'est le monde à l'envers. L'homme perd non seulement les attributs de sa sexualité, mais il se féminise progressivement. Ce phénomène est provoqué par le bouleversement des hormones sexuelles, d'où une certaine prédominance des hormones femelles qui provoquent la féminisation.

Chez la femme, c'est l'inverse qui se produit. Elle sécrète normalement beaucoup d'hormones femelles et peu d'hormones mâles avant la ménopause. Après, l'équilibre est rompu et apparaît une certaine prédominance des hormones mâles. C'est ce qui explique l'apparition de moustache chez la femme ménopausée non traitée par des hormones femelles de substitution.

Les hormones femelles de l'homme

On a pensé trop longtemps que les hormones mâles étaient les seules hormones sexuelles de l'homme. Le clinicien dosait uniquement la testostérone plasmatique pour faire un diagnostic, sans tenir compte de l'action contrariante éventuelle des hormones femelles dont certains niaient l'existence chez le mâle ! Pourtant certaines tumeurs du testicule en sécrètent et leurs taux peuvent également être élevés dans certains cas de cirrhose du foie.

La sécrétion d'hormones femelles par le testicule est une notion acquise en endocrinologie à l'heure actuelle.

L'œstradiol est également un sous-produit du métabolisme de la testostérone. L'élévation du taux d'œstradiol plasmatique est fréquente chez l'homme andropausé. Son mécanisme complexe nécessiterait l'écriture d'un livre spécialisé.

L'excès d'hormones femelles, généralement accompagné de troubles de la sécrétion des hormones mâles, intervient dans toute une série de troubles chez l'homme : l'atrophie de la prostate[182], les maladies cardio-vasculaires, les troubles sexuels.

À l'état normal, les glandes mammaires de l'homme sont rudimentaires, le mamelon et l'aréole qui l'entoure sont également peu développés.

L'apparition d'une hypertrophie mammaire est l'effet le plus visible de la féminisation des hommes andropausés. Tous ne sont pas concernés, cependant le phénomène n'est pas tellement rare. Il suffit d'observer, sur une plage, les poitrines tombantes des hommes âgés.

La gynécomastie* se développe unilatéralement, ou des deux côtés. Elle est souvent discrète mais peut, parfois, correspondre au volume du sein féminin. Le sein peut même devenir sensible et douloureux. Ces symptômes sont toujours

---

* C'est le nom donné à l'augmentation des glandes mammaires chez l'homme.

l'expression d'un déséquilibre profond des hormones sexuelles.

L'hypertrophie mammaire doit être traitée dès son début, les résultats thérapeutiques étant meilleurs à ce moment. Les symptômes répondent en général très favorablement à l'application d'un gel de dihydrotestostérone sur les seins. La sensibilité disparaît en quelques jours. Le ramollissement de la masse mammaire se fait en deux à trois semaines et la réduction du volume mammaire en deux mois environ.

24.

LES PROBLÈMES DE LA PROSTATE

La prostate est un massif fibro-musculaire dans lequel il y a un certain nombre de glandes. Cette structure s'ouvre largement pendant la miction en même temps que la musculature du col vésical*. Le col de la vessie et la prostate sont sensibles aux hormones sexuelles. Ce sont des organes hormono-dépendants. La diminution de la sécrétion d'hormones mâles et le déséquilibre des hormones dans leur ensemble provoquent toujours des modifications structurelles de la région prostatique responsables de troubles mictionnels.

Le déséquilibre hormonal provoque le développement du tissu conjonctif rigide ou une croissance anarchique des fibres musculaires du col vésical et, parfois, de l'ensemble du massif prostatique. C'est le mécanisme d'ouverture de la sortie de la vessie qui se « grippe » et provoque les troubles mictionnels, le volume prostatique n'étant pas augmenté. Les hommes qui souffrent de cette maladie sont souvent taxés de « psychisme » parce qu'ils ne présentent pas de grosses lésions. Elles sont pourtant bien identifiables.

L'adénome est le nom donné à l'hypertrophie bénigne des glandes prostatiques. L'adénome prostatique se développe surtout aux environs de la soixantaine. Il est formé d'une ou de plusieurs masses arrondies qui compriment la sortie de la vessie et rendent la miction laborieuse.

---

* Le col vésical constitue la partie la plus étroite de la vessie. Il est constitué de fibres musculaires qui ouvrent la sortie de la vessie lorsqu'elle se vide.

Les glandes prostatiques peuvent également devenir cancéreuses, le plus souvent à partir de soixante-dix ans.

LES SYMPTÔMES

Le jet mictionnel devient faible au fil du temps. Beaucoup d'hommes ne s'en inquiètent pas et trouvent normal de ne plus uriner aussi bien à soixante ans qu'à vingt ans. En réalité, ils méconnaissent le vieillissement de leur prostate.

Petit à petit, le jet mictionnel devient filiforme et la miction se transforme parfois en goutte-à-goutte. Finalement, la vessie ne parvient plus à se vider. La rétention d'urine s'installe : il n'est plus possible d'évacuer une goutte d'urine. Le transfert à l'hôpital avec une vessie contenant plusieurs litres est toujours assez dramatique jusqu'au moment où une sonde salvatrice vient dégonfler la vessie distendue. Ensuite, ce sera l'enlèvement de la prostate malade.

Le fait de devoir se lever la nuit pour uriner est considéré comme allant de soi avec l'âge. Cette constatation fait partie de la mémoire collective et, souvent, l'homme âgé n'y prête pas d'importance. Au début, il urine une fois pendant la nuit. Les mois et les années passent. Il se lève deux fois puis trois fois. Certains hommes attendent d'uriner dix fois par nuit pour s'alarmer car ils ne parviennent plus à dormir et sont très fatigués.

Les douleurs en urinant et les urines sanglantes sont plus spectaculaires et incitent l'homme andropausé à consulter son médecin au plus tôt.

Tous ces ennuis sont la conséquence d'un manque de prévention par les hormones mâles. Il faut en être conscient et faire le diagnostic précoce de l'andropause.

En l'absence de symptômes, il est utile après quarante ans de faire régulièrement une analyse sanguine des taux hormonaux pour détecter le déclin biologique à son début.

Le diagnostic de la prostate malade se fait couramment par le toucher rectal, l'examen de sécrétions prostatiques au microscope, le mictiogramme, ou l'enregistrement du volume uriné en fonction du temps[*], l'échographie de la prostate[183], la radiographie en urinant et le dosage dans le sang d'une protéine spécifique sécrétée par les glandes prostatiques, la PSA[**].

LES TRAITEMENTS

La diminution du jet mictionnel inquiète peu lorsqu'il n'est pas accompagné de douleurs. Il faut cependant y prêter la plus grande attention parce qu'il est l'expression de la cause du mal qui peut entraîner, à la longue, l'insuffisance rénale[***]. On observe la même attitude pour les soins dentaires. On consulte le dentiste en urgence lorsqu'on a mal aux dents. En l'absence de douleurs, peu d'hommes ont le soucis de consulter à temps pour soigner leurs dents et prévenir le déchaussement.

Lorsque la vessie se vide mal à cause de l'obstacle prostatique, l'infection s'installe facilement. Les antibiotiques améliorent souvent les symptômes et rassurent momentanément. Les récidives sont fréquentes et favorisent l'infection chronique. Pour résoudre définitivement le problème infectieux, il faut éliminer l'obstacle prostatique.

La congestion et l'infection provoquent des spasmes de la

---

[*] Si vous êtes curieux, urinez dans un récipient et chronométrez votre temps de miction. Si le volume uriné divisé par votre temps de miction est égal ou supérieur à 20 centimètres cubes par seconde, votre miction est normale (à condition d'avoir uriné sans pousser avec les muscles du ventre, ce qui a pour effet d'accélérer artificiellement votre débit).

[**] Le taux de PSA (Prostatic Specific Antigen) dans le sang est normalement inférieur à 2,5 nanogrammes par millilitre de plasma. Des chiffres supérieurs signalent une activité anormale des glandes prostatiques.

[***] Voir chapitre 25.

musculature du massif prostatique responsables d'urgences mictionnelles et de douleurs. La région étant richement innervée, on peut utiliser des médicaments alphabloquants qui neutralisent les récepteurs spécifiques des fibres nerveuses. Ce traitement agit sur les symptômes comme l'aspirine sur un mal de tête, il peut rendre des services mais ne traite pas la cause du mal.

La crainte suscitée par l'intervention chirurgicale a fourni aux petits malins l'occasion de déployer leurs talents en proposant des solutions qui ont été ou sont à la mode pour traiter l'obstacle prostatique, en prétextant leur innocuité.

Il y a quelques années, on avait imaginé de détruire le tissu prostatique malade par le froid. Une sonde spéciale était introduite dans l'urètre pour soumettre la prostate à l'effet de congélation. L'intervention était présentée comme bénigne. En réalité, le tissu prostatique n'était détruit que partiellement et les tissus mortifiés mettaient parfois plusieurs semaines pour être évacués. L'imprécision de la technique imposait souvent une intervention chirurgicale de complément. On n'en parle plus aujourd'hui. *Exit* le froid.

Le chaud est à la mode aujourd'hui. La technique porte le nom savant d'hyperthermie prostatique ou vulgairement « chauffe-prostate », cela rassure. De plus l'appareil est très coûteux. Qu'à cela ne tienne, la Sécurité sociale paiera.

Le traitement de la prostate par la chaleur est connu depuis le début du siècle. Il se fait par l'application d'ondes courtes sur la région malade. L'appareil est peu coûteux, il émet un rayonnement qui chauffe les tissus en profondeur, améliorant la congestion et les douleurs. L'hyperthermie utilise des ondes ultracourtes (comme le four à micro-ondes) dont la puissance n'est pas nécessaire pour chauffer une prostate, à moins de la cuire, ce qui équivaudrait à la brûler.

Chauffer une prostate ne peut en aucune manière éliminer l'obstacle mécanique. Toutes les tumeurs bénignes et malignes de l'organisme disparaîtraient-elles par la chaleur ? On le saurait depuis longtemps. Le traitement par le « chaud » n'a pas eu plus longue vie que celui qui faisait appel au froid et « l'hyperthermie » ne semble pas plus efficace[184].

Le « ballon dilatateur de prostate », dernier-né des solutions de traitement, pose lui-même un problème de coût et l'inconvénient grave de récidive[185].

On opérait autrefois la prostate à ventre ouvert, et même, en deux temps. La prostatectomie était assez lourde et nécessitait une hospitalisation allant de huit à vingt et un jours. Supplantée par la chirurgie endoscopique, elle est de moins en moins pratiquée aujourd'hui.

L'enlèvement de la totalité du tissu prostatique par les voies naturelles a connu un véritable essor depuis plusieurs années. Cette technique s'appelle la prostatectomie endoscopique, ou encore prostatectomie transurétrale puisqu'elle est pratiquée au moyen d'un résecteur introduit dans l'urètre.

La qualité des résultats d'une prostatectomie endoscopique dépend essentiellement de l'opérateur. Les résultats d'un débutant seront loin de ceux obtenus par l'endoscopiste qui possède la maîtrise. Celle-ci ne peut être acquise qu'après avoir fait plusieurs centaines de résections endoscopiques.

La prostatectomie endoscopique donne des résultats excellents et durables. Elle ne nécessite, en moyenne, que trois à quatre jours d'hospitalisation.

L'impact émotionnel provoqué par la nécessité d'une opération sur la sphère sexuelle est toujours considérable parce qu'il charrie un univers imaginaire fait de tabous, de préjugés et de rumeurs. C'est le manque d'information précise qui entraîne le malaise éventuel. Pour lever toute confusion, il nous faut parler des risques et en préciser la nature.

La chirurgie endoscopique est précise au millimètre près et le sphincter a généralement une épaisseur d'un centimètre. La crainte de l'incontinence colportée par la rumeur publique n'est pas justifiée si l'on s'adresse à une école d'endoscopie. L'incontinence est toujours le résultat d'une malfaçon chirurgicale. Normalement, le patient qui est continent avant une intervention doit l'être après.

Le risque d'impuissance

La dégénérescence sexuelle est un ensemble. Les troubles de la puissance sexuelle sont liés aux transformations de la prostate par le biais des taux hormonaux déréglés. Le prostatique présente souvent une sexualité défaillante, mais il est plus préoccupé par ses difficultés mictionnelles. Dès lors, une prostatectomie endoscopique ne réglera pas nécessairement le problème sexuel qui nécessitera un traitement adapté.

L'intervention ne peut pas provoquer l'impuissance pour la bonne raison qu'elle se fait par les voies naturelles. Les artères qui irriguent la verge ne peuvent être en aucun cas lésées. Paradoxalement, la prostatectomie endoscopique peut rétablir la puissance sexuelle. En effet, la congestion de la prostate malade provoque un afflux de sang excessif dans la partie postérieure de la verge au détriment de sa partie antérieure située en fin de réseau artériel. La congestion éliminée, le sang irrigue mieux l'extrémité du pénis.

Conscients du manque d'information de leurs épouses, certains hommes affirment qu'ils ne peuvent plus avoir de rapports sexuels sous prétexte d'avoir été opérés, trop contents de pouvoir se consacrer exclusivement à une dulcinée dont leur femme ignore l'existence. J'espère pour eux qu'une épouse délaissée et curieuse ne tombera pas sur ces lignes.

Le liquide prostatique ne constitue qu'une petite partie du sperme essentiellement sécrété par les vésicules séminales. Comme elles sont intactes après l'ablation de la prostate, l'éjaculation n'est pas supprimée.

L'aspect balistique de l'éjaculation peut cependant être modifié. En effet, lorsque le tissu malade est enlevé, il reste une cavité plus ou moins grande dans laquelle sont projetés quelques centimètres cubes de sperme. Il s'ensuit un ralentissement de la projection qui compromet l'émission de sperme vers l'extérieur.

La précision de la résection endoscopique et la nature de certains obstacles prostatiques permettent toutefois de respecter les structures internes de telle sorte que l'éjaculation puisse encore se faire vers l'extérieur chez 50 % des opérés.

L'éjaculation interne ne supprime pas l'orgasme. Le trouble balistique éventuel de l'éjaculation doit être mis en balance avec tous les inconvénients d'une prostate malade.

L'éjaculation interne ne signifie pas stérilité, la plus importante phase du sperme constituée du liquide séminal et des spermatozoïdes étant respectée. Il est possible de prélever le sperme émis dans l'urètre et évacué par l'urine. Il est ensuite séparé de celle-ci par centrifugation et peut être inséminé. Le liquide prostatique n'est pas absolument nécessaire à la fertilité. Il suffit de penser au bébé-éprouvette issu de la rencontre d'un spermatozoïde et d'un ovule sous le contrôle du microscope. Certains prostatiques jeunes opérés par la chirurgie endoscopique éjaculent encore à l'extérieur et ont des enfants le plus naturellement du monde.

LA MAÎTRISE DU TERRAIN HORMONAL, PRÉVENTION DE LA MALADIE PROSTATIQUE

Les transformations de la prostate avec l'âge semblent intimement liées au bouleversement de l'équilibre des hormones sexuelles. La transformation fibreuse du col vésical et du massif prostatique est provoquée par le défaut d'hormones mâles ou l'excès d'hormones femelles[182].

L'adénome de la prostate semble se développer de préférence lorsqu'il existe un excès d'hormones femelles et un dérèglement des taux d'hormones mâles[186, 187, 188].

Ces deux formes de transformations prostatiques bénéficient déjà du traitement hormonal correcteur qui améliore les symptômes et empêche la progression de la dégénérescence prostatique.

L'hormonodépendance du cancer de la prostate est plus difficile à cerner. Les cancéreux ont des taux normaux (pour l'âge) ou abaissés de leurs hormones mâles[189, 190, 191]. L'étude hormonale des cancéreux devrait être plus poussée, tant il est vrai que le cancer de la prostate se développe généralement vers soixante-dix ans, âge ou les bouleversements hormonaux sont considérables. La maîtrise du terrain hormonal devrait être une priorité en matière de recherche médicale et de santé publique.

25

L'INSUFFISANCE RÉNALE

Les reins sont de véritables stations de filtrage qui épurent le sang des déchets toxiques du métabolisme. Le déchet principal est l'urée provenant de la dégradation des protéines.

La dégénérescence liée à l'andropause induit deux mécanismes qui entraînent la destruction progressive des reins. D'abord l'artériosclérose des artères rénales, ensuite l'hypertension dans les cavités rénales par où s'écoule l'urine. Ces deux pathologies conduisent à l'insuffisance rénale et, éventuellement, à la mort par urémie.

Les artères rénales participent au processus dégénératif qui se généralise progressivement à l'ensemble du réseau artériel*. Il en résulte un manque d'oxygène pour le tissu rénal qui s'atrophie et donne lieu au petit rein scléreux. La sclérose rénale provoque à son tour deux phénomènes particuliers, extrêmement pernicieux pour l'organisme, l'un par excès, l'autre par défaut de sécrétion du tissu rénal.

La souffrance rénale provoque la libération d'une enzyme**, la rénine, qui provoque l'augmentation de la production d'hormones de l'hypertension, aggravant ainsi l'hypertension et l'artériosclérose. D'autre part, le rein malade devient incapable de sécréter une hormone nécessaire, l'érythropoïétine, qui stimule normalement la formation des globules rouges. Ce phénomène provoque et aggrave l'anémie chez l'homme andropausé.

En franchissant le filtre rénal, le sang se débarrasse de

---

* Voir chapitre 14.

** L'enzyme est une substance protéinique qui facilite et accroît une réaction biochimique.

l'excès d'eau et des déchets de l'organisme pour produire l'urine qui s'écoule dans les cavités rénales avant d'être propulsée par les uretères dans la vessie. De là, elle est émise vers l'extérieur par l'urètre

La voie urinaire est un ensemble de systèmes élastiques. Les maladies de la prostate sont des obstacles permanents à la miction. Ils détruisent non seulement la vessie, mais aussi les éléments du système qui la surplombent, les uretères, les cavités rénales et les reins.

La vessie réagit à un obstacle prostatique en hypertrophiant sa musculature dans un premier temps et devient tout à fait flasque lorsque l'obstacle n'est pas levé à temps. Cette pathologie en amène une autre moins connue, la déformation de la valve urétérale dont le rôle principal est d'empêcher le reflux d'urine vers le rein. Cette valve se resserre dans un premier temps. À la longue, elle se disloque[108]. J'ai décrit ailleurs en détail les mécanismes de la destruction de la voie urinaire et d'autres détails techniques sur l'andropause[*]. Le lecteur curieux y trouvera des explications faciles à assimiler, sur ce sujet tellement passionnant.

La déformation de la valve urétérale constitue un obstacle à l'écoulement d'urine dans la vessie. Ce phénomène provoque l'hypertension dans les cavités rénales, responsable d'une série de troubles caractéristiques.

La douleur néphrétique généralement due à l'obstruction des uretères par un calcul est insupportable. Lorsqu'il existe un obstacle prostatique, l'abouchement des uretères dans la vessie se contracte, provoquant des crises de coliques néphrétiques en l'absence de calcul. Ce phénomène, peu connu, explique certaines douleurs néphrétiques dont la cause n'est pas éclaircie. Il faut y penser d'autant plus dans les crises néphrétiques récidivantes qui se rapprochent, et dans les cas de coliques néphrétiques bilatérales.

Le taux idéal d'urée dans le sang est de 25 à 30 milli-

---

[*]   Ouvrage paru aux éditions Maloine en 1988.

grammes pour 100 millilitres de plasma. Lorsque la voie urinaire est obstruée, même partiellement, la pression augmente dans les cavités rénales en contrariant la filtration et l'épuration. Une certaine quantité d'urée retourne dans la circulation générale, augmentant sa concentration dans le sang. C'est ce qui explique l'élévation progressive du taux d'urée.

La souffrance rénale progresse insensiblement, même si l'obstruction prostatique n'évolue pas, car le système élastique de la voie urinaire se distend, compromettant la propulsion de l'urine.

À l'état normal, la voie urinaire doit toujours être libre. Un obstacle à l'écoulement de l'urine, apparemment peu développé, constitue une résistance anormale qui entraîne, à la longue, la destruction des reins. Cette notion n'est pas toujours comprise. Elle est pourtant essentielle car l'obstruction de la voie urinaire, même modérée, est incompatible avec une longue vie.

Il faut se méfier des taux d'urée qui oscillent en permanence autour de 40 milligrammes pour 100 millilitres de plasma. Lorsque cette limite supérieure du taux d'urée est atteinte, il faut faire une mise au point urologique complète.

Si l'obstacle prostatique reste en place malgré la souffrance rénale, l'urine qui ne peut être évacuée se mélange au sang et la concentration élevée d'urée provoque l'urémie. Le terme d'urémie est synonyme de la faillite de la fonction excrétrice du rein et se traduit par l'élévation du taux de l'urée sanguine au-dessus de 50 milligrammes pour 100 millilitres.

La mort par urémie est relativement douce. Le malade s'endort progressivement, l'urée ayant des propriétés somnifères. C'est d'ailleurs en faisant cette constatation que l'idée est venue de fabriquer des barbituriques[*] à partir de l'urée.

Les propriétés sédatives de l'urée expliquent la fatigue, les

---

[*] Se dit d'un acide dont les dérivés sont utilisés comme sédatifs (véronal, Gardénal®).

troubles de la mémoire et de la créativité lorsque son taux commence à s'élever dans le sang. Ils constituent une véritable sonnette d'alarme.

Malgré un bilan de santé apparemment normal, les migraines et vertiges accompagnés ou non de fatigue doivent faire penser à l'hypertension dans les cavités rénales, pathologie méconnue et, par conséquent, non recherchée.

Les uretères et les cavités rénales sous tension excessive provoquent des troubles réflexes de la motricité intestinale. La mauvaise digestion et le ballonnement du ventre sont très fréquents. Il faut le savoir pour éviter de prendre des poudres digestives inutilement pendant des années.

La voie urinaire bouchée provoque évidemment de la rétention d'eau. Elle peut atteindre plusieurs litres et provoquer des œdèmes aux jambes. Une rétention d'eau de deux ou trois litres est déjà significative. Elle se manifeste aux endroits où la peau est la plus fine. Le gonflement des paupières doit attirer l'attention.

Le diagnostic de l'insuffisance rénale se fait par une simple prise de sang. On peut alors réaliser une radiographie des voies urinaires (l'urographie intraveineuse) pour vérifier leur état. Cet examen est pratiqué en injectant une solution iodée dans le bras. Quelques minutes plus tard, elle pénètre dans les voies urinaires qui sont visualisées dans leur ensemble et montrent les anomalies caractéristiques.

L'insuffisance rénale progressive est provoquée par la persistance d'obstacles prostatiques et l'artériosclérose des artères rénales qui se développent chez certains hommes andropausés.

26

L'AUDITION ET LA VUE

Le son qui frappe le tympan est transmis dans l'oreille par une petite chaîne d'osselets articulés entre eux. Dépourvus d'hormones mâles, ils dégénèrent comme l'ensemble du tissu osseux. L'affaiblissement de l'audition annonce la surdité.

L'œil représente très exactement la chambre noire d'un appareil photographique. C'est en quelque sorte un appareil photographique hautement spécialisé. Il reçoit et enregistre les images qui sont transmises au cerveau par le nerf optique et un réseau de fibres nerveuses complexes. Le phénomène de la vision résulte de l'interprétation des images reçues par le cerveau. Les différentes parties de l'œil concourent au bon fonctionnement de la chambre noire. Tout y est : l'obturateur qui masque l'objectif de l'appareil photographique est représenté par les paupières, l'objectif est constitué par un système de lentilles, la cornée et le cristallin, le diaphragme est formé par une membrane (l'iris) qui entoure la pupille par où passent les rayons lumineux, la plaque sensible correspond à la rétine, membrane nerveuse qui tapisse le fond de l'œil proprement dit, constitué par un réseau de toutes petites artères extrêmement développé.

Le boîtier est une membrane fibreuse (la sclérotique) qui contient les différents éléments de l'œil. Pour assurer une vision normale, tous les éléments de l'œil doivent être intacts. Ils sont tous essentiels.

Les éléments musculaires jouent un rôle capital pour diriger les rayons lumineux avec précision sur la rétine. Les muscles insérés sur les globes oculaires dirigent le regard comme une caméra. Comme la vision se fait en relief grâce aux deux yeux, ces muscles assurent la convergence des rayons lumineux pour assurer la fusion des images.

Le diaphragme de l'œil s'ouvre et se ferme grâce aux muscles situés dans l'iris, permettant à la pupille de s'agrandir ou de se rétrécir, selon l'intensité des rayons lumineux. La courbure de la lentille est modifiée par une musculature particulière rattachée au cristallin.

Les éléments transparents sont constitués par la cornée et le cristallin. L'intérieur de l'œil contient également des liquides transparents, de nature aqueuse en avant du cristallin, et gélatineuse (contenant 98,7 % d'eau) en arrière. Les éléments nerveux situés dans la rétine comportent des cellules spécialisées pour la vision colorée et d'autres pour la vision en blanc et noir.

Les éléments vasculaires forment un réseau très riche destiné à l'apport d'oxygène et de matières nutritives nécessaires au métabolisme des différentes parties de l'œil.

Pour voir clairement, l'œil doit être capable de s'adapter à la vision de loin et de près. Cette adaptation de la vision met en jeu deux formes de mécanismes dépendants de la musculature de l'œil : la convergence et l'accommodation.

Chaque œil est animé par six muscles (oculomoteurs) qui permettent de le diriger dans différentes directions. Les axes de vision des yeux convergent pour fixer un même point, comme deux faisceaux lumineux convergent sur un artiste en scène. Ce mécanisme de convergence met en jeu les différents muscles oculomoteurs.

L'accommodation assure la mise au point de l'image sur la rétine par l'intermédiaire du cristallin, véritable lentille à courbure variable. Une musculature spécialisée est ancrée à la périphérie du cristallin pour le rendre bombé ou plan selon les nécessités. L'adaptation de la vision dépend, par conséquent, de tout un système de muscles dont la tonicité est nécessaire pour une vision correcte.

L'involution généralisée de la musculature lors de l'andropause n'épargne pas les muscles oculaires, et les troubles de la vision qui apparaissent vers quarante-cinq ans sonnent l'alarme du déclin hormonal.

La presbytie est une anomalie de la vision, un défaut de l'œil qui distingue mal les objets rapprochés, par suite d'une diminution de l'élasticité du cristallin et de son pouvoir d'accommodation, ou du relâchement du muscle spécialisé (le muscle ciliaire) qui assure les modifications de courbure du cristallin. Elle se manifeste au moment de l'andropause débutante. Le cristallin perd la souplesse qui permettait auparavant une lecture rapprochée sans problème et sans fatigue. L'accommodation devient plus laborieuse et, petit à petit, le lecteur doit éloigner le livre ou le journal qu'il veut lire. La distance normale de lecture oscille autour de trente-trois centimètres. En dessous de quarante-cinq ans cette distance est plus courte. Vers cinquante ans elle est de quarante centimètres, vers soixante ans elle est de l'ordre du mètre. Les hommes andropausés ont souvent les bras trop courts... pour lire. Comme il n'est pas possible... de leur allonger les bras, la solution réside dans le port de lunettes. Beaucoup diront que ce ne sont pas de vraies lunettes mais des «lunettes de travail», des «lunettes pour lire», des «lunettes de repos». Propos rassurants. Il n'empêche, ce phénomène est provoqué par l'involution sénile qu'il faut retarder à tout prix en prenant conscience de l'insuffisance hormonale qu'elle sous-entend. L'expression populaire «Bonjour lunettes, adieu quéquette», résume parfaitement la situation. Ce phénomène en annonce d'autres plus graves, la cataracte, le glaucome et le décollement de la rétine.

Le mot « cataracte » désigne l'opacité partielle ou totale du cristallin. Il trouve son origine dans une croyance ancienne et erronée selon laquelle la cataracte consistait en une sorte de rideau qui tombait comme une «chute d'eau» dans l'œil, avec comme résultat l'obscurcissement de la pupille. On pensait que c'était le liquide cérébral qui se répandait sur la pupille.

En réalité, l'opacification est provoquée par l'accumulation de liquide entre les fibres du cristallin. Elles gonflent, se cassent et forment des débris irréguliers qui opacifient progressivement la lentille.

Les causes de cataracte sont multiples. Parmi elles, la cataracte dégénérative ou sénile occupe la première place par sa fréquence. C'est une affection de l'âge avancé, mais elle se développe parfois vers quarante ans. La règle veut que les deux yeux soient atteints, mais l'opacification progresse plus rapidement dans l'un des yeux. L'opacification complète du cristallin se fait au cours d'un temps variable allant de quelques mois à plusieurs années. Elle peut se stabiliser à n'importe quel stade de l'évolution.

Au début, les symptômes se manifestent par une diminution de l'acuité visuelle avec une impression de brouillard qui dissimule les contours. Ensuite, ce sont les éblouissements et le besoin de mettre sa main en visière lorsque la lumière est intense, la vision étant plus confortable en éclairage faible. Ces signes d'alerte doivent faire consulter immédiatement un ophtalmologue. Lorsque la cataracte est trop avancée, on peut heureusement enlever le cristallin malade et le remplacer par un cristallin artificiel. De grands progrès ont été faits dans ce domaine et l'on dispose, aujourd'hui, de cristallins artificiels anti-éblouissements.

Au-delà du traitement ophtalmologique classique, il ne faut pas oublier que la cataracte évolue sur un fond de dégénérescence globale de l'organisme. À ne pas perdre de vue, en quelque sorte. C'est ici qu'il faut agir de façon préventive. Vite.

La transparence de l'œil est assurée par un métabolisme complexe faisant intervenir les vitamines et les hormones. Ces dernières influencent d'une façon décisive les toutes petites artères de l'œil et son métabolisme de glucose et de calcium.

L'andropause est un désordre vasculaire permanent qui

provoque l'artériosclérose, l'athérosclérose et l'hypertension artérielle. Les toutes petites artères qui constituent la fin du réseau artériel sont particulièrement vulnérables. Elles constituent l'essentiel de la vascularisation de l'œil.

Le diabète et l'intolérance aux sucres doivent être combattus avec la dernière des énergies car ils augmentent le risque vasculaire. D'autre part, le métabolisme de l'œil a besoin impérativement du glucose qui est nécessaire à l'entretien et à la rénovation du cristallin. Pour y pénétrer, le taux de calcium tissulaire doit être normal. Or, l'andropause provoque un déficit calcique de l'ensemble de l'organisme, le cristallin n'est pas épargné.

En régularisant le métabolisme du glucose et du calcium, les hormones mâles participent à la prévention de la cataracte.

Le glaucome est une maladie de l'œil caractérisée par une augmentation anormale de la tension dans la cavité oculaire. La tension de l'œil est variable et se situe généralement entre 20 et 25 millimètres de mercure.

L'élévation anormale de la pression dans l'œil résulte d'un mécanisme particulier. L'humeur aqueuse qui nourrit le cristallin est évacuée normalement par des petits pores situés dans l'angle formé par l'iris et la cornée. Ces petits canalicules sont entourés de tissu fibreux qui participe à la dégénérescence générale des tissus de soutien. Il en résulte un rétrécissement des pores et une fermeture de l'angle par où l'humeur aqueuse s'évacue. Étant sécrétée en permanence, une pression s'exerce en avant du cristallin, la pupille forcée par l'abondance du liquide s'élargit, et l'hyperpression est transmise dans toute la cavité oculaire. Le nerf optique comprimé dégénère, entraînant la cécité. Dès qu'un trouble visuel se manifeste, il ne faut pas hésiter à consulter un ophtalmologue car il existe des solutions pour corriger cette redoutable affection. Le traitement de fond ne doit pas négliger l'administration d'hormones mâles qui agissent favorablement sur le tissu fibreux entourant les pores par où s'élimine l'humeur aqueuse.

Le fond de l'œil, la rétine, est tapissé par une membrane nerveuse qui contient les cellules sensorielles de la vision. Elle repose sur une membrane vasculaire, véritable réseau nourricier de l'œil constitué de toutes petites artères et de vaisseaux capillaires. Les perturbations hormonales de l'andropause provoquent le rétrécissement et le spasme artériel particulièrement dangereux au niveau d'un réseau artériel terminal. Il s'ensuit des troubles de l'oxygénation de la rétine qui s'altère et se détache du fond de l'œil.

Au début, on perçoit des lueurs vives et l'acuité visuelle diminue. Lorsque la rétine est décollée, le champ visuel rétrécit et la vision est voilée par une ombre ressemblant à un rideau. Il faut intervenir précocement sur les zones décollées en utilisant la photocoagulation au laser qui permet de stabiliser l'affection. Quand on connaît l'importance de l'influence des hormones mâles sur le réseau artériel, peut-on négliger le traitement hormonal préventif ?

Les troubles de la vision de l'homme andropausé sont le résultat d'importants remaniements vasculaires, des phénomènes de sclérose, des perturbations du glucose et du calcium, conséquences d'une insuffisance de sécrétion d'hormones mâles.

27.

LA DÉPRESSION NERVEUSE

L'homme andropausé vit un bouleversement complet de ses structures mentales parce que le cerveau, grand consommateur d'hormones mâles, n'est plus stimulé et dégénère. La déprime s'installe et provoque l'apparition d'une foule de symptômes négatifs qui vont tout bouleverser. L'Organisation mondiale de la santé estime que la dépression nerveuse atteint plus de cent millions d'individus chaque année[192]. Près de 50 % des consultations médicales sont motivées par cette maladie dont la cause n'est, curieusement, pas connue. L'action des hormones mâles sur le système nerveux devrait faire réfléchir.

On connaît aujourd'hui l'importance de l'action des hormones mâles sur les cellules nerveuses et sur le comportement. Un ouvrage entier serait nécessaire pour développer le sujet tant les études sont nombreuses et dépassent le cadre de ce livre. Les lignes qui vont suivre vont nous faire découvrir un aspect inattendu des hormones sexuelles qui gouvernent non seulement notre sexualité mais également nos pensées, nos humeurs et nos comportements.

Les cellules nerveuses captent spécifiquement les molécules d'hormones sexuelles. Des études ont démontré la concentration impressionnante d'hormones sexuelles dans le système nerveux[193]. La démonstration a été faite, chez le rat, par l'injection de la dihydrotestostérone marquée aux isotopes radioactifs. L'animal étant sacrifié, des coupes histologiques ont démontré la localisation des molécules marquées dans les différentes structures nerveuses.

Les molécules d'hormones mâles se retrouvent dans les cellules du cerveau, du cervelet, de la moelle épinière et dans les cellules des nerfs crâniens. Les hormones mâles sont concentrées essentiellement dans les cellules nerveuses motrices qui contrôlent l'action et le mouvement. Les hormones femelles sont surtout présentes dans les cellules nerveuses sensitives.

La radioactivité des hormones mâles est également présente dans les autres constituants du cerveau, par exemple dans les artères et les ventricules[*].

La présence des hormones mâles dans le cerveau est tellement importante que l'on peut poser la question de leur insuffisance dans certaines maladies dégénératives du système nerveux. Il existe également des centres cérébraux de la sexualité. Leur existence n'était pas connue lorsque Freud a écrit ses *Trois essais sur la théorie de la sexualité*[**][194]. Leur sensibilité à l'action des hormones sexuelles mâles et femelles explique les différences des comportements sexuels.

Le comportement dans son ensemble dépend, par conséquent, de l'action des hormones sexuelles sur les cellules nerveuses.

L'AGRESSIVITÉ - LA DOMINANCE - LA LIBIDO

Tous les parents connaissent cette période difficile de la puberté chez les garçons, au moment où toutes les structures de l'organisme sont imprégnées massivement par les hormones mâles. L'opposition caractérielle et l'agressivité sont les signes psychologiques d'une évolution biologique natu-

---

[*] Les ventricules sont des cavités cérébrales qui contiennent une humeur particulière, le liquide cérébro-spinal.

[**] Les *Trois essais sur la théorie de la sexualité* ont fait l'objet d'éditions successives sans cesse remaniées de 1905 à 1924. Dans sa préface Freud écrit : « Si le résultat de mes études dépend étroitement des données de la psychanalyse, je dois, d'autre part, revendiquer pour ce travail son indépendance de toute recherche biologique. »

relle. Elle est inévitable et constitue, malheureusement pour les parents et pour les adolescents, une période assez pénible de trois ou quatre années, faite d'incompréhension et d'affrontements.

Les pulsions agressives provoquées par les hormones mâles ont été l'objet de plusieurs études scientifiques qui démontrent la concordance entre les taux d'hormones mâles et la réponse agressive.

Harold Persky et ses collaborateurs ont étudié les réactions d'hommes soumis à des tests psychologiques spécifiques contraignants qui permettent de quantifier les différents degrés de l'anxiété, de la dépression et de l'agressivité[195]. Les hommes étudiés sont répartis en deux groupes d'âge. Le premier groupe est composé d'hommes jeunes dont la moyenne se situe autour de vingt-deux ans. Le deuxième groupe est constitué d'hommes ayant une moyenne d'âge de quarante-cinq ans. Les taux de testostérone plasmatique et la production journalière de testostérone sont déterminés pour chaque individu avant et pendant les tests psychologiques.

Corrélation du taux de testostérone plasmatique de deux groupes d'hommes soumis à des tests d'agressivité	
Age	Taux de testostérone en nanogrammes %
Hommes jeunes	685
Hommes âgés	404

D'après Persky et coll..

La comparaison des deux groupes est particulièrement intéressante. Les hommes jeunes montrent des réactions d'hostilité proportionnelles aux taux de testostérone, les plus agressifs ayant les taux plus élevés. On peut même prédire à partir des taux hormonaux quelle sera l'intensité de cette réponse. Les réactions des hommes âgés sont indépendantes du taux de leurs hormones mâles, probablement en raison de l'insuffisance de sécrétion.

On a démontré la même relation entre les taux d'hormones mâles et l'agressivité de joueurs de hockey[196]. Des facteurs comme le tempérament de leader, la compétitivité, le jeu offensif, la tolérance à la frustration, l'utilisation de la force lors de contacts corporels, la réponse à la menace et l'agressivité globale ont été quantifiés selon une échelle allant de 1 à 5. Les auteurs ont constaté qu'il existe une corrélation positive entre l'importance des réactions agressives et les taux de testostérone plasmatique. La réponse violente à la menace correspond aux taux les plus élevés d'hormones mâles.

Les statistiques de mortalité provoquée par accidents aux États-Unis sont également édifiantes si l'on compare le taux de mortalité des femmes à celui des hommes en fonction de l'âge[104] :

Nombre de décès par accidents enregistrés aux États-Unis en 1982			
Moins de 65 ans		Plus de 65 ans	
Hommes	Femmes	Hommes	Femmes
54 000	17 000	12 000	11 000

La lecture de ce tableau est tout à fait significative. Avant soixante-cinq ans, les hommes meurent trois fois plus de mort violente que les femmes. Ensuite, ayant perdu leurs hormones sexuelles et leur agressivité, ils se comportent comme les femmes face aux contraintes extérieures.

En 1971, Robert Rose et John Holaday étudient les réactions de trente-quatre singes rhésus mâles vivant en société pendant plusieurs mois. L'observation portant sur huit mille comportements au cours de soixante-treize activités différentes, et l'analyse des taux de testostérone plasmatique de chaque singe démontre que les dominants ont un taux de testostérone plus élevé que les dominés [197].

En 1974, Robert Rose et ses collaborateurs observent les comportements de quatre singes rhésus mâles mis en présence de treize femelles. Les relations du groupe provoquent des variations étonnantes : les taux de testostérone s'élèvent progressivement chez le mâle dominant et s'effondrent de 80 % chez le mâle dominé par les trois autres. Si le mâle dominant est introduit dans un autre groupe de singes dirigé par un leader qu'il ne parvient pas à dominer, son taux de testostérone se réduit pendant la première semaine de l'affrontement pour atteindre 80 % des valeurs initiales six semaines plus tard [198]. Ce phénomène évite les combats mortels et permet la coexistence des mâles dans une même organisation sociale. Tant qu'il reste soumis à la présence du mâle dominant, le singe dominé fabrique moins d'hormones mâles et reste docile et craintif, avec une libido faible. Il suffit de le séparer du leader pour qu'il récupère, en même temps qu'une sécrétion testiculaire normale, libido et agressivité.

La dominance de l'homme dépend également de la sécrétion testiculaire. Le taux de testostérone a été déterminé chez trente-six prisonniers répartis en trois groupes de douze selon leur degré de dominance et soumis à des tests psychologiques d'agressivité.

Le premier groupe est constitué d'hommes ayant démontré une agressivité chronique : agressions physiques violentes, attaques aggravées, crimes, proférant encore des paroles agressives et des menaces malgré leur incarcération.

Le deuxième groupe est composé d'hommes socialement dominants occupant des situations élevées dans la hiérarchie sociale, « criminels en col-blanc » emprisonnés pour vol, trafic de drogues, argent illicite. Enfin, le troisième groupe comporte des prisonniers non violents et socialement non dominants.

| Corrélation du taux de testostérone plasmatique et du degré de dominance de l'homme ||
Degré de dominance	Taux de testostérone en nanogrammes %
Hommes non agressifs	599
Hommes socialement dominants	836
Hommes agressifs	1 010

D'après Ehrenkrantz J., Bliss E. et Sheard M. H.[199].

L'expérience démontre que les plus agressifs ont les taux de testostérone les plus élevés, et les moins agressifs les taux les plus bas. Les hommes socialement dominants ont un taux intermédiaire. Les taux hormonaux sont caractéristiques de chaque individu et varient peu selon les jours. Les hommes les plus agressifs sont particulièrement insensibles à l'anxiété[199].

Chez des joueurs de tennis ayant disputé un match pour «l'honneur», les taux de testostérone sont plus élevés que chez les perdants. Le taux de testostérone s'élève également chez les étudiants dans les heures qui suivent la remise de leurs diplômes au cours d'une cérémonie publique[200]. L'élévation du statut social signifiant un plus grand mérite et procurant une sensation de joie et de profond achèvement se traduit chez l'homme par une élévation de la sécrétion des hormones mâles.

L'intensité de la libido est conditionnée par l'intensité de la sécrétion des hormones mâles.

Les hormones mâles sécrétées en trop grande quantité

provoquent l'hypersexualité. Dans certains cas, le phénomène est parfois tellement intense qu'il donne lieu à des
crimes sexuels. Autrefois, on castrait les criminels. Fort heureusement, on dispose, aujourd'hui, de médicaments capables de neutraliser l'action des hormones mâles.

Lederer[201] décrit un cas d'hypersexualité exemplaire : « M.
C., professeur d'université, s'est marié à l'âge de vingt-
deux ans, pour des raisons de convenances mondaines, avec
une autre personne que celle qu'il aimait. Tout en ayant des
rapports sexuels réguliers avec son épouse, à laquelle il donna
cinq enfants, il prend rapidement une maîtresse, avec laquelle il a des rapports quasiment quotidiens. Cela ne lui
suffisait pas. Il a encore (et cela jusqu'à deux ou trois fois par
jour) des rapports avec des femmes de rencontre. Au besoin,
il ne dédaigne pas de s'adresser à un jeune homme.

Cela lui a déjà valu plusieurs ennuis sérieux avec les autorités judiciaires. À l'occasion de l'un de ceux-ci, il m'est adres-
sé. Il a l'attitude extérieure de l'hypersexuel : le regard
brillant, un menton accusé, une très forte pilosité du visage
et sur tout le corps. Des organes génitaux fort développés. »

En administrant à cet homme fougueux un médicament
qui neutralise les effets de la testostérone (l'acétate de cyprotérone), les choses rentrèrent dans l'ordre.

La neutralisation des hormones mâles procure une détente
psychologique et l'agressivité fait place à la sérénité. Cependant, le traitement antihormones mâles administré à trop
fortes doses provoque l'impuissance et l'échec sexuel.

MANQUE DE CRÉATIVITÉ, PERTE DE MÉMOIRE, CHUTE DU DYNAMISME, TROUBLES DU COMPORTEMENT...

L'homme mentalement sain est capable de s'adapter aux
différentes situations d'un monde extérieur extrêmement

changeant. Sa relation avec l'entourage, le milieu ambiant, le monde dans lequel il vit, impliquent divers aspects relationnels qui concernent les pensées, l'humeur, la vie instinctive, les aspirations et la volonté, le comportement et la conscience de soi. Ces facultés dépendent en grande partie de l'imprégnation du cerveau par les hormones sexuelles. C'est pourquoi l'homme andropausé perd progressivement ses facultés mentales dans un contexte dépressif.

Bruno de Lignières et Mauvais-Jarvis estiment que l'endocrinologie de la dépression devrait être un des thèmes les plus urgents de la recherche, l'incidence du manque d'hormones mâles sur la maladie dépressive de l'homme semblant très élevée [202] :

Le traitement classique de la dépression utilise des médicaments antidépresseurs. Parmi eux, les inhibiteurs d'une enzyme cérébrale, la monoamine oxydase, sont largement prescrits mais ne sont pas toujours bien supportés car ils peuvent provoquer des vertiges, des maux de tête, des nausées et de la constipation. Il n'est pas sans intérêt de souligner que la testostérone est un inhibiteur naturel de la monoamine oxydase [203] et que la disparition des symptômes dépressifs

Maladie dépressive et manque d'hormones mâles chez l'homme		
Patients consultant pous impuissance	Nombre de cas	Taux de testostérone plasmatique à 9 heures en nanogrammes/%
Dépressifs	8	205
Non dépressifs	9	645

D'après Bruno de Lignières et Mauvais-Jarvis [202].

peut être obtenue en quelques jours dès que le cerveau est suffisamment imprégné d'hormones mâles[204].

Toutes les facultés mentales sont atteintes progressivement, la créativité la première. Cela est particulièrement frappant chez les artistes, peintres, sculpteurs, écrivains, dont l'œuvre marque le pas et déçoit au moment de l'andropause. Le traitement hormonal relance leurs facultés de création, rendant leurs œuvres plus fortes et plus belles.

Chez l'homme normal, la capacité de fixation de la mémoire varie en fonction de l'âge. Un enfant de trois ans retient une série de trois chiffres. À quatre ans, il retient une série de quatre chiffres. Vers six à huit ans, il retient une série de cinq chiffres, à dix ans une série de six chiffres et à quatorze ans une série de sept chiffres. La plus longue série que l'adulte normal peut fixer oscille aux alentours de sept chiffres[205].

La perte de mémoire est l'un des premiers symptômes de l'andropause. Curieusement, ce sont les faits récents qui sont oubliés en premier lieu, alors que les images du passé restent en mémoire. L'homme andropausé oublie instantanément la réponse qu'il a reçue à l'une des questions qu'il répète sans s'en apercevoir, parfois à plusieurs reprises. Dans ces conditions, il devient très difficile de donner des cours ou de faire des exposés de synthèse. L'homme andropausé est incapable de fixer ses idées. La perte progressive de ses facultés mentales font de lui un chômeur incapable de se réinsérer dans la société.

Le matin, l'homme andropausé se lève fatigué. Pendant la journée, il se traîne. À la limite, il est fatigué d'être fatigué. Toutes ses structures cérébrales étant dépourvues d'hormones mâles, il devient incapable d'utiliser pleinement l'ensemble de ses facultés intellectuelles et ne perçoit plus aucun but à réaliser. «Agir» et «vouloir» sont des notions perdues car l'élan vital a disparu. Au fond de lui-même, instinctivement, il sait que le compte à rebours a commencé et qu'il n'y a plus rien à espérer. Combien de fois ai-je entendu : « J'en ai assez, je remets mes affaires », ou bien : « Mon métier est fichu, je ne sais plus que faire », ou encore : « Je pensais me représenter aux élections, mais j'abandonne. » Entendre les mêmes me dire, après traitement hormonal : « Remettre mes affaires, je n'y pense plus. Au contraire, j'en ai créé de nouvelles », ou bien : « J'ai repensé mon métier, je repars vers de nouveaux horizons », ou encore : « Finalement, je me suis représenté et j'ai gagné les élections », a quelque chose de tout à fait rafraîchissant.

Il n'y a pas d'instinct sexuel sans hormones mâles. C'est parce qu'elles imprègnent le cerveau en permanence qu'on se retourne dans la rue en voyant passer une jolie femme. L'absence de libido peut survenir du jour au lendemain ; le plus souvent elle s'installe progressivement et certains hommes s'en accommodent d'autant qu'ils sont plus âgés. Les autres cherchent à se rassurer. Ils se disent que le phénomène est passager. Ensuite, ils cherchent toutes sortes d'excuses. Peu à peu l'inquiétude se manifeste. Les rapports sexuels se font de plus en plus rares, les mois passent sans aucune envie sexuelle. Le retentissement sur le couple est inévitable, surtout lorsque la compagne est jeune. La compréhension fait vite place aux soupçons : « Il me trompe », ou pire : « Il ne m'aime plus. » Dès lors, le cercle vicieux de l'incompréhension mutuelle se déclenche avec, d'une part, une femme de plus en plus frigide, et, d'autre part, un homme hanté par la crainte de l'échec. À la longue, la situation devient intenable voire dramatique et aboutit inévitablement à la séparation des amants. Tout cela aurait peut être pu s'arranger si le manque d'hormones n'avait pas aggravé la situation. Encore faut-il le savoir !

Pour maintenir son équilibre, l'individu doit sans cesse se protéger des agressions provenant du monde extérieur en mettant en jeu son équilibre hormonal qui est contrôlé par le cerveau. Le mécanisme est toujours le même, dans toutes les circonstances de la vie : perte d'un être cher, chômage, faillite, intervention chirurgicale, brûlures, conflit sans issue. L'ensemble des réactions de l'organisme à l'agression a été magistralement décrit et prouvé par le physiologiste canadien Hans Selye sous le nom de Syndrome* général de l'adaptation que l'on appelle généralement l'effet de « stress ». Tout commence par une réaction d'alarme qui mobilise les hormones des glandes surrénales (cortisol et adrénaline) qui sont les véritables hormones de l'urgence. Dans le même temps la sécrétion des hormones mâles s'élève, augmentant l'agressivité et fournissant les réserves énergétiques nécessaires au combat ou à la fuite (en accroissant le métabolisme des muscles). Ensuite, si le stress se prolonge ou se reproduit à trop grande fréquence, la sécrétion des hormones mâles s'épuise et conduit à la dépression, à l'incapacité de réagir[204]. Dans ces conditions, l'homme andropausé constitue la proie toute désignée du stress, il est incapable de mobiliser des hormones mâles en quantité suffisante.

La tristesse maladive sans cause apparente est une conséquence caractéristique de l'andropause. Elle se manifeste également lorsqu'il y a disproportion flagrante entre la futilité de la raison invoquée et l'intensité de la tristesse. On confond souvent le motif de la morosité avec sa conséquence, l'incapacité de travailler étant attribuée, par exemple, à l'humeur dépressive alors qu'elle n'en est que le résultat.

L'humeur maussade est ressentie comme une douleur morale plus ou moins prononcée. Le découragement, le dégoût, le pessimisme, sont le lot quotidien. La vie semble terne, grise, dénuée de sens. L'inquiétude mène à l'anxiété, éventuellement à la peur du monde environnant.

La mélancolie de l'homme andropausé est toujours présente sinon sous-jacente aux différents troubles. Les hommes qui se plaignent de troubles sexuels dus à l'âge prennent très

---

* Syndrome : association de plusieurs symptômes, signes ou anomalies constituant une entité clinique reconnaissable, soit par l'uniformité de l'association des manifestations morbides, soit par le fait qu'elle traduit l'atteinte d'un organe ou d'un système bien défini.

souvent des médicaments antidépresseurs, leurs défaillances sexuelles étant attribuées, à tort, aux troubles de l'humeur. En réalité, ce n'est pas tellement la dépression qu'il faut «gommer», mais remettre l'organisme «sous pression», ce qui est fondamentalement différent. Les hormones mâles ont la vertu de dynamiser simultanément les fonctions cérébrales et sexuelles.

La dépression nerveuse se manifeste également par des troubles de la conscience de soi. Le sentiment de n'être plus soi-même, d'être un homme déchu, de ne plus appartenir à l'humanité aboutit inévitablement au repli sur soi, à l'isolement, à l'impression de vivre sous cloche. L'incapacité de communiquer provoque des ruptures avec le monde extérieur qui paraît de plus en plus hostile.

La situation se complique du fait de l'incompréhension de l'entourage à la maison ou au travail, surtout lorsque rien n'explique apparemment un comportement bizarre et taciturne. Les accusations se font lapidaires : «Et pourtant, il a tout pour être heureux», «C'est un tire-au-flanc», «Il se met martel en tête.» Dès lors, la dépression s'aggrave, les idées noires apparaissent et conduisent parfois au suicide. Accuser injustement les faibles m'a toujours paru insupportable, d'autant plus que les accusations proviennent souvent d'êtres qui ne sont forts que vis-à-vis des faibles.

Robert, cinquante-six ans, vient de perdre sa situation. Il est au chômage et n'a plus aucun espoir de retrouver du travail. Il est déprimé, incapable de réagir. Comble de malheur, sa virilité le lâche. Désespéré, il consulte son médecin. Au premier coup d'œil celui-ci voit un homme corpulent, le ventre proéminent sous un gilet gris. Le cou est épais, paraît trop court. Le visage est empâté, les paupières tombantes lui donnent un air de fausse somnolence. Le diagnostic est déjà fait : andropause. Robert confirme : douleurs dorsales, digestion difficile, humeur dépressive et, surtout, impuissance. Un simple contrôle sanguin confirmera le diagnostic : élévation du mauvais cholestérol, diabète et, inévitablement baisse des hormones mâles. Il faudra maigrir de 10 kilos et prendre des hormones mâles. Robert est sceptique, il croit que sa dépression est la cause de tout son malheur, mais après tout, le traitement lui semble assez simple, il fera le nécessaire. Trois mois plus tard, il revoit son médecin. Robert a perdu cinq kilos, les examens sanguins se sont améliorés, il a retrouvé sa virilité et a décidé de créer une nouvelle activité. C'est à ce moment qu'il se rend compte que sa disgrâce physique et sa déprime étaient la conséquence des altérations biochimiques provoquées par son insuffisance d'hormones mâles. Il a compris, dorénavant, il surveillera scrupuleusement son alimentation et ses hormones. Robert a rajeuni. Ce n'est qu'un début.

LES HORMONES MÂLES RÉGÉNÈRENT LES CELLULES NERVEUSES DU CERVEAU

Contrairement à une opinion répandue, la dégénérescence du cerveau n'est pas provoquée par la perte continue de cellules nerveuses.

Le cerveau perd environ 10 000 cellules par jour sur les dix milliards de neurones[*] qui le constituent. La perte cellulaire ne représente, par conséquent, que 3 % des cellules nerveuses pendant quatre-vingts ans et ne semble pas être responsable de la dégénérescence, les cellules restantes étant en nombre largement suffisant.

La dégénérescence est plutôt la conséquence d'une atrophie et d'une disparition des ramifications qui unissent les cellules nerveuses entre elles et leur permettent de communiquer.

Philippe Van den Bosch de Aguilar, neurobiologiste de

---

[*] Neurone : cellule des centres nerveux présentant un prolongement constant unique et des prolongements plus courts, inconstants.

l'université catholique de Louvain, a étudié les cerveaux de sept générations de rats pendant quinze ans en observant et en comptant les neurones. Il a constaté que les cellules nerveuses du cerveau développent de nouvelles terminaisons nerveuses vers vingt-quatre mois, temps de vie correspondant à quatre-vingts ans chez l'homme. Cette étude établit un nouveau concept: le cerveau vieilli conserve un certain pouvoir de réactivité et de plasticité.

Près d'Amsterdam, Dirck Swaab, de l'Institut néerlandais de recherche sur le cerveau, a démontré l'influence favorable de la testostérone sur les cerveaux de rats. L'observation au microscope démontre que les cellules nerveuses sont bien ramifiées chez le rat jeune. Ces ramifications disparaissent chez le vieux rat mais réapparaissent sous l'influence de la testostérone administrée sous forme d'implants. Le phénomène est très probablement le même chez l'homme.

On estime que 6 % des gens âgés de plus de soixante-cinq ans sont atteints d'une démence de gravité variable, provoquée par l'altération des ramifications nerveuses et par l'apparition de plaques dégénératives dans les structures cérébrales. Sans compter l'impact fondamental de la testostérone sur le maintien du calibre des artères cérébrales, peut-on négliger l'effet régénérateur des hormones mâles sur les ramifications des cellules nerveuses du cerveau?

QUATRIÈME PARTIE

COMMENT RALENTIR LE VIEILLISSEMENT GÉNÉRAL DE L'HOMME

*« Les longs désirs
des jours de printemps
ne seront pas oubliés
quand viendra l'automne
dans le cœur des hommes. »*

SHUISHÛ,
vers l'an 1000

28.

MAÎTRISER LE VIEILLISSEMENT

Le vieillissement sexuel et le vieillissement général du corps humain sont des syndromes qui doivent être envisagés dans leur ensemble. Traiter un organe sans tenir compte de l'état du corps auquel il appartient n'est pas suffisant car, dans cette éventualité, on ne guérit jamais. L'état général du corps humain doit être l'objet d'une attention particulière.

Au-delà de vingt-cinq à trente-cinq ans, le corps est souvent plus délabré qu'on ne le pense. Pour l'observateur qui sait voir (cela s'apprend, il suffit d'ouvrir les yeux), les transformations dégénératives sont déjà appréciables. Vous ne croyez pas être malade. Regardez-vous bien attentivement et tout nu dans un miroir. Observez votre visage, votre torse, votre ventre de face et de profil, vos bras et vos jambes. Comparez l'image reçue à l'une de vos photos en maillot de bain entre vingt et vingt-cinq ans. Les différences sont le résultat du vieillissement. Votre visage est-il le même ? Vous reconnaissez-vous ? Acceptez-vous un visage empâté, aux traits figés, à la mimique inexpressive, au regard triste ? Votre thorax bien développé permet-il une respiration ample ; réduit, ne permet-il qu'une respiration superficielle ? Avez-vous la taille de vos vingt-cinq ans ? Votre ventre ressemble-t-il de plus en plus à un ballon stratosphérique ? Vos fesses sont-elles faites de graisses ou de muscles ? Que sont devenus vos bras et vos jambes ? Quel est l'état de votre peau ? Avez-vous perdu votre pilosité ? Vos ongles sont-ils durs ou cassants ? Vos seins sont-ils proéminents ? Avez-vous rapetissé d'un ou de plusieurs centimètres ? Vos épaules sont-elles voûtées ? Votre dos est-il droit ? À présent, reportez-vous à la figure n° 2, page 85. La silhouette n° 1 représente l'homme au faîte de son développement. Les profils 2 à 6 sont tous dégénératifs. Situez votre silhouette. Ne vous effrayez pas, même si vous correspondez au dessin n° 6, il vous sera possible de faire le chemin inverse en passant successivement par les silhouettes 5, 4, 3 et 2. Dans les meilleurs cas, en travaillant sur vous-même, vous pourrez atteindre le profil n° 1. L'idéal est de réagir vite et de ne pas atteindre les formes extrêmes de la dégénérescence. Dites-vous bien que les dégâts visibles à l'extérieur sont l'expression d'une dévastation à l'intérieur du corps, au niveau de tous les organes y compris le cerveau.

Les dégâts provoqués par le manque de repos, l'immobilisme, l'autodestruction par le tabac et l'alimentation aberrante sont considérables. La maîtrise de ces facteurs délétères est indispensable et constitue un préalable au contrôle biochimique du corps après quarante ans. Les fumeurs, sédentaires, stressés, alcooliques et gros mangeurs sont destinés à une vie courte. Frappés inexorablement par le vieillissement sexuel précoce, nombre d'entre eux consultent en espérant un remède-miracle pour résoudre tous leurs problèmes. Leur démarche a quelque chose de puéril, tant il est vrai que beaucoup d'hommes sont de grands enfants gâtés.

Entretenir biologiquement et prolonger l'existence d'un corps vieilli est pratiquement irréalisable en l'absence d'une hygiène de vie minimale. Au risque d'être contrariant pour certains candidats à la longévité, je leur dis d'emblée: ne fumez pas, aménagez votre temps de travail, faites de l'exercice.

Les gens sont ce qu'ils mangent et ce qu'ils boivent. Au premier degré, boire et manger a quelque chose de sympathique et de convivial. En terme de longévité, l'alimentation doit être maîtrisée, c'est-à-dire réfléchie, l'alcool et la graisse faisant mauvais ménage avec les hormones mâles.

L'alcoolisme chronique détruit progressivement le foie, les cirrhotiques ont un mauvais métabolisme des hormones sexuelles. À ce stade de la maladie alcoolique, l'intégrité du système nerveux et des testicules est également compromise.

Dans ces conditions, les alcooliques sont de mauvais candidats au traitement hormonal de l'andropause.

La graisse est aussi pernicieuse. Une silhouette alourdie est le résultat de la dégénérescence graisseuse de l'organisme. Celle-ci commence au premier kilo superflu et il est tout à fait courant de constater des surcharges de dix à vingt kilos et plus. À ce propos, avez-vous calculé votre B.M.I.[*] ? Il faut savoir que la graisse a la propriété de capter les hormones mâles et de les neutraliser. Pour qu'un traitement hormonal soit efficace, il faut à tout prix éliminer la graisse superflue en maîtrisant votre régime. Si vous avez un problème de poids, apprenez dès à présent la valeur énergétique des aliments et les différentes méthodes diététiques en consultant les nombreux livres qui traitent du sujet. Si nécessaire, n'hésitez pas à consulter votre médecin. Le but est de retrouver le poids que vous aviez entre vingt et vingt-cinq ans (si vous n'aviez pas de problème de poids à cet âge).

Un simple test sanguin suffit pour faire le diagnostic d'insuffisance hormonale. Les taux d'hormones sexuelles déterminés *à un moment donné* fournissent le profil hormonal. Il est idéal chez l'homme âgé de vingt et vingt-cinq ans ne présentant aucun problème sexuel organique ou dégénératif. Ce sont ces conditions biologiques qu'il faut rétablir dans la mesure du possible.

---

[*] Voir chapitre 10.

29.

LE TRAITEMENT HORMONAL

Au début des années 70, je me suis rendu compte que l'aspect hormonal des troubles sexuels était complètement négligé. L'enseignement universitaire était inexistant puisque les hommes impuissants étaient considérés comme psychopathes. Comme ils étaient nombreux et se plaignaient en termes semblables de symptômes ou de groupes de symptômes identiques, j'ai pensé qu'il fallait reconsidérer la situation. De deux choses l'une, ou bien les centaines de malades qui se plaignaient d'impuissance étaient «fous» et le médecin qui posait le diagnostic de «psychopathie» voyait juste, ou bien les malades avaient raison et c'était le médecin qui était tout à fait à côté de la question. Je pris le parti des malades, décidé à étudier le problème par le biais hormonal, d'autant que les dosages hormonaux étaient facilement réalisables à cette époque.

Je me suis très vite rendu compte que les taux d'hormones mâles étaient diminués chez l'homme vieillissant, provoquant d'abord une impuissance réversible médicalement, ou une impuissance mécanique par sclérose artérielle lorsque le déficit hormonal avait provoqué des effets dévastateurs. Je commençai à prescrire des hormones en quantité avec des résultats de plus en plus probants, et à placer chirurgicalement des implants péniens chez les impuissants dont les artères étaient bouchées, avec des résultats extrêmement encourageants. La direction de l'hôpital où j'exerçais décida de créer un service spécialisé parallèlement au service d'urologie. Comme dans toute structure pyramidale, le chef veillait, l'essentiel pour lui étant de ne pas perdre le pouvoir. L'hôpital dépendant de l'université, il s'arrangea afin de créer une commission, siégeant à huis-clos, pour faire mon procès scientifique. Il y fut déclaré que j'étais fou, puisque je traitais et opérais l'impuissance, alors que tout le monde savait qu'il s'agissait d'une maladie psychique ! Fou, je rejoignis le rang des malades fous (on a le médecin qu'on mérite). Déterminé à me battre pour éclaircir les problèmes de l'andropause, je décidai de quitter l'hôpital et l'université m'accorda pudiquement ma démission, deux ans plus tard. Entre temps j'avais créé, en 1974, un centre médical privé spécialisé en andrologie qui recevait des malades de plus en plus nombreux. Il devint très vite évident que l'impuissance organique faisait partie d'un tout, le vieillissement sexuel étant la conséquence d'une insuffisance hormonale qui provoquait des troubles non seulement de l'érection, mais aussi de l'éjaculation et de la miction.

Depuis une vingtaine d'années, l'évolution du traitement des hypertrophies prostatiques bénignes et de l'impuissance organique a franchi trois grandes étapes grâce aux bénéfices du traitement hormonal :

– Il y a vingt ans, les patients présentant des troubles prostatiques importants étaient opérés à ventre ouvert. La chirurgie de l'impuissance organique n'existait pas.

– Il y a quinze ans, les hommes présentant des troubles prostatiques nécessitant une intervention subissaient une opération bien plus bénigne, la résection endoscopique de la prostate par les voies naturelles. L'impuissance organique était traitée systématiquement par la mise en place d'implants péniens en silicone.

– Aujourd'hui, les mêmes troubles prostatiques peuvent être maîtrisés par le traitement hormonal, retardant parfois l'opération de la prostate pendant plusieurs années. L'impuissance due à l'andropause répond positivement au traitement hormonal dans 90 % des cas, lorsqu'il est entrepris à temps, et la correction chirurgicale de l'impuissance organique a des indications plus limitées.

Depuis le début de cette période héroïque, au fil des années, des médecins se sont progressivement intéressés à la pathologie andrologique. Actuellement, il existe quelques centres spécialisés, peu nombreux. Quant à notre histoire hospitalo-universitaire, il est piquant de constater que celui qui déclarait fou le traitement de l'impuissance s'est lancé, depuis, dans l'andrologie !

Mais l'andropause n'est pas l'andrologie qui ne s'occupe que de l'aspect sexuel. Au cours de ces vingt dernières années, je me suis rendu compte que les patients traités par les hormones pour leur vieillissement sexuel disaient souvent : « Je monte mieux les escaliers », « Je n'ai plus mal au genou », « Je gagne à nouveau au tennis », « Mes douleurs articulaires ont disparu », « J'ai retrouvé ma mémoire », « Je ne suis plus déprimé ». Dans le même temps, je constatais une amélioration du taux de sucre, de cholestérol ou d'autres paramètres biologiques du sang. De toute évidence, le vieillissement sexuel et le vieillissement général semblaient liés par une même cause : l'insuffisance de sécrétion des hormones sexuelles, véritable fil d'Ariane capable d'expliquer les dégénérescences de l'andropause. En consultant la littérature médicale dans le monde, on peut constater que de nombreux chercheurs travaillent, chacun isolément, sur les propriétés bénéfiques de la testostérone, pratiquement dans tous les domaines. Leurs travaux, d'une grande qualité, sont essentiels. Leur synthèse m'a permis de confirmer ce que l'étude clinique suggère : le vieillissement sexuel et le vieillissement général du corps humain régressent par l'administration d'hormones mâles.

À QUEL ÂGE FAUT-IL COMMENCER LE TRAITEMENT ?

Les stigmates du vieillissement sexuel et du vieillissement général, provoqués par des taux d'hormones mâles effondrés, sont l'indication évidente du traitement hormonal. Il doit être entrepris dès les premiers symptômes. Lorsque ceux-ci apparaissent, l'insuffisance hormonale est déjà installée depuis de nombreux mois ou de nombreuses années. Pour éliminer la plupart des phénomènes régressifs, il faut empêcher leur apparition. Il est bien tard pour agir lorsque la sclérose est installée. Le traitement hormonal peut débuter à tout âge, pour récupérer ce qui peut l'être et éviter l'aggravation de la dégénérescence. L'idéal serait une prévention du vieillissement avant l'apparition des symptômes. Un bilan annuel devrait être réalisé systématiquement dès quarante ans pour pouvoir prévenir à temps l'insuffisance hormonale.

Le cancer de la prostate provoqué par les androgènes n'a jamais été démontré chez l'homme. Cependant la rumeur existe, et elle a la peau dure ! Si vous rencontrez une personne qui affirme cette contre-vérité, demandez-lui simplement une preuve argumentée, une seule. Il ne pourra pas vous la donner, elle n'existe pas. Il est possible de consulter la littérature médicale mondiale dans des banques de données accessibles par ordinateur. Le cancer prostatique chez l'homme provoqué par l'administration d'hormones mâles n'est pas décrit.

Au moment de la puberté, l'organisme est envahi par des quantités massives d'hormones mâles. Si la testostérone était cancérigène, les adolescents devraient développer de nombreux cancers. Ce n'est pas le cas.

De très nombreux auteurs estiment, aujourd'hui, que le traitement hormonal bien conduit de la femme ménopausée ne provoque aucun cancer, mais constitue, au contraire, une véritable prévention. Pourquoi en serait-il autrement chez l'homme ?

Depuis l'introduction des androgènes en thérapeutique (les indications classiques sont nombreuses : traitement des anémies, des leucémies, des grandes insuffisances testiculaires, etc.), la mortalité provoquée par le cancer de la prostate n'a pas augmenté statistiquement. J'ai cherché à connaître l'importance de la production annuelle d'hormones mâles par l'industrie pharmaceutique. Impossible de savoir : secret industriel. Cancer, Hormone, Prostate... Chacun de ces mots peut déchaîner les passions. Le cancer n'est pas compris. Pour concevoir l'hormone, il faut posséder un minimum de formation biochimique et biologique. La plupart des hommes ne connaissent pas la structure et la fonction de la prostate. Le mélange de ces trois concepts déclenche souvent des réactions irrationnelles. Voyons calmement les faits, l'espoir est au bout du chemin.

Étienne Émile Beaulieu écrit en 1978[206] à propos de l'incidence des cancers en France et sur la base d'un document de L'I.N.S.E.R.M. de 1972 : « Les différences hormonales entre l'homme et la femme jouent un rôle important dans la morbidité* cancéreuse et par conséquent dans les causes de décès aux différents âges. Par exemple, la plus grande cause de mortalité des femmes de trente-cinq à quarante-cinq ans est essentiellement due aux cancers hormonodépendants, du sein en particulier. D'autre part, on peut également attribuer l'excès des décès des hommes de soixante-dix ans, par rapport aux femmes, aux tumeurs influencées par les androgènes, surtout de la prostate. Dans les deux cas, on ne manquera pas de poser la question d'une plus grande maîtrise du terrain hormonal. »

Des études anatomo-pathologiques, pratiquées au cours d'autopsies, ont démontré que les transformations cancéreuses de la prostate (anomalies de la structure des cellules) étaient fréquentes après cinquante ans. L'incidence du cancer varie de moins de 30 % à cinquante ans à pratiquement 100 % au-delà de quatre-vingt-dix ans[207, 208]. Ces constata-

---

* Morbidité : ensemble des causes qui peuvent produire une maladie.

tions démontrent que les tumeurs s'accroissent en nombre avec l'âge mais peuvent échapper à la détection pendant des années. En général, ces tumeurs occultes sont bien différenciées et homogènes[*][209], elles sont très petites, ont une évolution très lente, et passent inaperçues. Beaucoup d'hommes meurent après cinquante ans sans avoir jamais su qu'ils étaient porteurs de petits cancers de la prostate.

On ne peut s'empêcher de comparer l'accroissement de la fréquence du cancer de la prostate après la cinquantaine avec l'abaissement progressif de la sécrétion d'hormones mâles. Les deux phénomènes suivent des courbes inverses et progressent tous deux avec l'âge.

Le manque d'hormones mâles provoque l'atrophie de la prostate et, par conséquent, la faiblesse du terrain. L'étude des petits cancers de la prostate montre que les zones atrophiées et comprimées, en dehors des nodules d'hypertrophie bénigne, sont le lieu privilégié du cancer[210]. L'atrophie et le cancer de la prostate ne doivent pas être envisagés comme des entités isolées. Ces pathologies doivent être replacées dans leur contexte, celui d'un corps dégénéré qui ne se défend plus parce qu'il subit tous les phénomènes dégénératifs de l'andropause, dont la déficience de l'immunité[**].

Le traitement bien dosé et bien adapté par les androgènes empêche la dégénérescence de la prostate en tant qu'organe.

Chez l'homme andropausé, le manque d'hormones mâles provoque un déséquilibre en faveur des hormones corticoïdes,

* Les cellules cancéreuses différenciées ne présentent pas les caractères histologiques anarchiques typiques des cancers envahissants. (Histologie : science qui traite de la structure des tissus et des cellules qui constituent les êtres vivants.)

** La testostérone est un régulateur de l'immunité, propriété que possède un organisme d'être réfractaire à certains agents pathogènes[211, 212, 213].

la destruction des cellules malignes est compromise, et, d'une façon générale le cancer peut se développer plus facilement.

On sait, aujourd'hui, que le traitement hormonal bien dosé de la ménopause réduit l'incidence du cancer de l'utérus de 75 %, par rapport aux femmes ménopausées non traitées[214]. Par analogie, on peut constater que les hommes de soixante-dix ans qui développent un cancer de la prostate se trouvent dans la population masculine statistiquement dépourvue d'hormones mâles. Dès lors, le traitement hormonal bien dosé et bien adapté de l'homme andropausé par les hormones mâles préviendrait l'apparition d'un cancer de la prostate.

Lesser, Vose et Dixey publient, en 1955, une étude sur les conséquences de l'administration prolongée de propionate de testostérone à 100 hommes âgés de quarante-cinq ans et plus, comparativement à un groupe témoin de 100 hommes non traités[215]. Le groupe traité reçoit par voie intramusculaire de 25 à 75 milligrammes de testostérone par semaine pendant des périodes variant entre trois mois et quatre ans. Les contrôles cliniques par le toucher rectal se font de un à sept ans après la fin du traitement. Ces auteurs concluent que le propionate de testostérone aux doses utilisées n'induit pas et n'active pas un cancer de la prostate.

Une androgénothérapie à long terme a été faite pendant soixante-douze mois par Gooren[216] sur 35 hommes dépourvus d'hormones mâles. La posologie était de 80 à 200 milligrammes d'undécanoate de testostérone par jour. Parmi les hommes traités, 8 avaient entre cinquante et soixante-deux ans. Cette étude, publiée en 1986, a démontré pendant six ans la parfaite innocuité de l'androgénothérapie.

Depuis plus de trente ans, Jens Møeller prescrit des hormones mâles à fortes doses pour traiter les maladies cardio-vasculaires[110, 111]. Il n'a jamais constaté l'apparition d'un seul cancer de la prostate sous traitement.

Je prescris depuis 1974 des androgènes aux hommes andropausés. Depuis, je n'ai jamais vu l'apparition d'un cancer envahissant de la prostate chez plus de mille hommes suivant une hormonothérapie continue, leur prostate étant contrôlée une fois l'an du point de vue clinique et biologique. Le traitement hormonal bien dosé des hommes andropausés semble stabiliser les tissus prostatiques, les débits mictionnels restent stables, retardant ainsi la nécessité d'une intervention chirurgicale.

On dispose, aujourd'hui, d'examens diagnostiques du cancer de la prostate inconnus il y a quelques années. L'association des examens par scanner[*] ou par résonance magnétique nucléaire[**], de l'échographie de la prostate, de la biopsie prostatique guidée par l'échographie avec la connaissance des marqueurs tumoraux spécifiques dans le sang permet déjà de détecter des cancers de 5 millimètres à peine.

Le cancer de la prostate non détecté par ces moyens puissants de diagnostic est forcément très petit. Imaginons qu'il soit constitué de quelques cellules contenant des récepteurs d'hormones mâles (condition indispensable pour qu'il y ait activation). L'homme âgé produisant encore une petite quantité d'hormones mâles, les cellules baignent littéralement dans un « bain » de testostérone. En effet, si l'homme andropausé ne produit plus que 3 milligrammes de testostérone par jour (la production normale est de 7 milligrammes par jour), il met en circulation chaque jour 3 000 000 000 de pico-

* Scanner: appareil de radiodiagnostic composé d'un système de tomographie et d'un ordinateur qui reconstitue les données sur un écran. Synonyme: tomodensitométrie. Tomographie: procédé d'exploration radiologique ayant pour but d'obtenir la radiographie d'une mince couche d'organe à une profondeur voulue.

** La résonance magnétique nucléaire (R.M.N.) est un procédé radiologique qui utilise les propriétés magnétiques des tissus pour mettre leurs structures en évidence. Les images reconstituées par ordinateur sont d'une extraordinaire précision.

grammes de testostérone produite par son organisme. Ce serait bien suffisant pour activer quelques cellules cancéreuses. Le traitement de l'andropause par des androgènes bien dosés et bien adaptés peut être envisagé en toute sécurité. Il n'y a pas de risque d'activer un cancer infraclinique de la prostate aux doses thérapeutiques, c'est-à-dire en rétablissant des taux normaux d'hormones mâles dans le sang. Au contraire, la correction de l'équilibre hormonal peut constituer une méthode de prévention du cancer de la prostate pour deux raisons, l'une, épidémiologique, l'autre, histologique :

– En 1988, une étude portant sur une population de 6 860 hommes suivis pendant près de quatorze ans, la Japan-Hawaii Cancer Study[217], démontre que le déséquilibre et le déficit des hormones sexuelles sont significatifs chez les 98 hommes ayant développé un cancer de la prostate dans le groupe par rapport aux hommes du même âge ayant une prostate normale[*].

– Au début du processus cancéreux, les cellules prostatiques sont encore assez bien différenciées. Il est démontré, en culture de tissus, que ces cellules deviennent plus normales en présence de testostérone[218].

Ces deux études capitales expliquent probablement la raison de l'absence de cancer prostatique envahissant chez les hommes suivant une hormonothérapie bien adaptée et bien dosée pendant de nombreuses années.

QUELLES HORMONES PEUT-ON PRENDRE ?

Les androgènes peuvent être administrés par voie intramusculaire, orale ou percutanée.

---

[*] L'étude démontre chez les cancéreux de la prostate un taux de dihydrotestostérone plasmatique plus bas, et un rapport testostérone/ dihydrotestérone plus élevé comparativement aux hommes sains du même âge.

La voie intramusculaire utilise des solutés huileux. Ces préparations injectables provoquent l'augmentation rapide des taux plasmatiques d'androgènes qui atteignent des taux supraphysiologiques vingt-quatre heures après l'injection. Après huit jours, les taux plasmatiques sont insuffisants. Ces fluctuations importantes rendent malaisé le maniement de la voie intramusculaire pour traiter l'andropause sur le long terme. Toutefois, lors du traitement d'attaque, et lorsque de fortes doses d'androgènes sont nécessaires, les injections intramusculaires peuvent être très utiles.

La voie orale est plus facile à manier. Il existe deux molécules androgènes efficaces et non toxiques : la mestérolone et l'undécanoate de testostérone.

La mestérolone est disponible depuis 1966. Cette hormone se présente sous forme de comprimés sécables de 25 milligrammes. La concentration maximale de mestérolone dans le sang est atteinte à la troisième heure après la prise, et diminue ensuite jusqu'à la huitième heure. La dose journalière est généralement répartie en deux prises : le matin et au milieu de la journée, ou le matin et le soir. La mestérolone ne se transforme pas en hormone femelle (œstradiol).

L'undécanoate de testostérone a été synthétisé il y a une dizaine d'années. C'est une excellente hormone de synthèse. Sa transformation dans l'organisme produit de l'hormone femelle. Elle se présente sous forme de capsules de 40 milligrammes. La concentration maximale d'undécanoate de testostérone dans le sang est atteinte quatre à cinq heures après l'ingestion et diminue ensuite jusqu'à la dixième heure. La dose journalière est répartie généralement en deux prises : matin et milieu de journée, ou, matin et soir.

La voie percutanée utilise un gel de dihydrotestostérone. C'est une hormone entièrement naturelle qui correspond exactement à l'hormone produite par l'organisme. Elle ne produit pas d'hormones femelles. Pour une dose de 5 grammes de gel (125 milligrammes de dihydrotestostérone), les taux plasmatiques de dihydrotestostérone varient entre 200 et 400 nanogrammes pour cent millilitres de plasma selon les individus. Le gel de dihydrotestostérone a encore l'avantage de pouvoir être appliqué directement sur les seins pour réduire l'hypertrophie mammaire. Dans certains cas, l'application directe sur la verge peut viriliser l'organe.

Y A-T-IL DES CONTRE-INDICATIONS ?

Les présentations pharmaceutiques hormonales sont accompagnées d'une notice qui donne certaines explications sur l'utilisation du médicament. La formulation des contre-indications est souvent laconique. Tout traitement hormonal devant se faire impérativement sous contrôle médical, le médecin spécialisé y apportera toutes les nuances nécessaires.

Le manque d'indication est la première des contre-indications. Faut-il rappeler cette lapalissade en vertu de laquelle il est inutile d'absorber des hormones mâles quand le traitement est inutile ? L'incapacité pour l'homme de comprendre les effets des hormones et l'incapacité intellectuelle de maîtriser son alimentation en font un mauvais candidat au traitement hormonal.

L'insuffisance rénale, cardiaque et hépatique sévère provoque des troubles graves en cascade pour lesquels il convient d'envisager les effets hormonaux dans leur ensemble.

L'état d'agressivité accentué par les hormones mâles contre-indique à l'évidence leur emploi.

L'adénome de la prostate est une tumeur bénigne provoquée par un dérèglement de la chaîne hormonale sexuelle. Mon expérience clinique, maintes fois renouvelée depuis près de vingt ans, démontre que le réglage des différentes hormones sexuelles stabilise et fait disparaître les symptômes de l'adénome pendant de nombreuses années, retardant ainsi l'intervention chirurgicale. L'utilisation des hormones mâles intervient dans cette régulation, mais elle ne peut se faire qu'en connaissance de cause par un médecin spécialisé.

Le problème du cancer de la prostate est très particulier. Rappelons, tout d'abord, que la cause du cancer de la prostate n'est pas connue. Il convient de considérer le problème thérapeutique avec beaucoup de recul, d'autant plus que notre ignorance est grande. Le traitement du cancer de la prostate est complexe et nécessiterait la rédaction d'un livre entier. L'une des approches thérapeutiques consiste à neutraliser l'action des hormones mâles par différents moyens qui provoquent tous l'impuissance sexuelle :

– l'administration d'hormones femelles ;
– l'administration d'hormones qui bloquent l'action de la testostérone (acétate de cyprotérone) ;
– la suppression partielle de la sécrétion d'androgènes par l'organisme en pratiquant l'ablation des tissus testiculaires (les testicules sont vidés de leur contenu) ; dans ce cas, la sécrétion d'androgènes par les glandes surrénales persiste ;
– la suppression totale de la sécrétion d'androgènes par l'organisme en pratiquant une castration chimique ; la sécrétion d'androgènes des testicules et des glandes surrénales est alors supprimée.

Le traitement par les hormones femelles (œstrogènes) était en vogue jusqu'en 1967. Cette année-là, une étude célèbre des hôpitaux de Vétérans aux États-Unis, concluait : « Bien que le traitement par les œstrogènes ait un effet initial bénéfique chez certains patients, cet effet est plus que compensé par une augmentation de mortalité consécutive aux complications cardio-vasculaires[219]. »

La castration physique ou chimique, l'utilisation d'antiandrogènes et le blocage complet de la sécrétion d'hormones mâles par l'organisme sont largement utilisés aujourd'hui[220].

La suppression totale des hormones mâles permet de stabiliser les cancers généralisés dans une certaine mesure (aucun n'a jamais guéri). Mais l'arbre ne cache-t-il pas la forêt ? Dans de telles conditions, toutes les structures de l'organisme dégénèrent également. On se rendra compte, dans quelques années, que les cancéreux de la prostate « mouraient guéris » à la fin du XXe siècle grâce à la suppression complète de leurs hormones mâles, comme ce fut le cas pour l'utilisation des hormones femelles avant 1967.

Il faut encore envisager les résultats cliniques étonnants de cancers généralisés de la prostate traités par les hormones mâles[221, 222]. Toutes les autres thérapeutiques ayant échoué, ces traitements ont été entrepris en désespoir de cause et ont parfois provoqué des résultats favorables spectaculaires, probablement en raison de la revitalisation de l'organisme et de ses défenses.

DES EFFETS SECONDAIRES NOCIFS ?

L'excès de poids, la rétention d'eau et de sel sont les conséquences d'un traitement hormonal mal conduit. Ces effets pernicieux sont essentiellement provoqués par le surdosage des hormones administrées. On constate les mêmes phénomènes chez la femme qui prend des doses considérables et inadéquates d'hormones femelles. Les signes de surdosage disparaissent après la cessation du traitement hormonal excessif. Des doses réduites et adaptées peuvent ensuite être prescrites sans provoquer les mêmes effets pervers. La prise d'hormones mâles accroît la synthèse des protéines. Si, en même temps, l'alimentation n'est pas maîtrisée, l'excès de poids est inévitable. Le traitement par les hormones mâles nécessite la compréhension de leurs effets, et une réflexion sur soi qui impose la maîtrise de la nutrition. En l'absence de toute réflexion, l'homme traité par les hormones mâles évolue de la même façon qu'un veau aux hormones. Le veau ne réfléchit pas, il mange. Grâce aux hormones anabolisantes, il mange plus, il grossit, pour le plus grand bonheur des marchands de viandes frelatées. Il est parfaitement possible de prendre des hormones et de maigrir grâce à la connaissance de la nutrition.

La surcharge du foie peut survenir lorsqu'il y a surdosage ou incapacité intellectuelle de maîtriser son alimentation. Il existe pourtant une hormone de synthèse qui peut être mal tolérée par le foie : la 17-alphaméthyltestostérone. Son utilisation doit s'accompagner de la plus grande prudence. En revanche, la tolérance hépatique de la mestérolone, de l'undécanoate de testostérone et de la dihydrotestostérone est remarquable.

Lorsque l'équilibre hormonal est atteint, la surveillance du profil hormonal et du traitement d'entretien se fait une fois par an. La fonction du foie est contrôlée en même temps. Depuis le début de mon expérience clinique, je n'ai jamais vu un seul cas d'intolérance hépatique. Au contraire, quelques cas d'insuffisance hépatique se sont améliorés grâce aux hormones mâles qui ont un effet régénérateur sur les cellules hépatiques.

Plus de mille de mes patients suivent en permanence un traitement substitutif aux hormones mâles depuis 1974. Je n'ai jamais constaté d'effets nocifs provoqués par l'androgénothérapie administrée correctement.

LE DOPAGE

Le dopage occupe la « une » des journaux sportifs depuis de nombreuses années. Les sportifs de haut niveau accroissent leur masse musculaire et, par conséquent, leurs performances en absorbant des substances anabolisantes, parmi lesquelles la testostérone ou ses dérivés occupent une place de choix.

Les athlètes jeunes ont généralement une sécrétion normale d'hormones mâles. Ils n'ont donc aucune raison médicale d'absorber ces substances. Ils ont même l'avantage d'avoir une sécrétion naturelle d'hormones mâles plus élevée que leurs aînés qui sont incapables de gagner les jeux Olympiques après quarante ans, l'énergie naturelle de leurs hormones mâles faisant défaut au fil des années.

Les enjeux sont considérables, certains athlètes jeunes n'hésitent pas à enfreindre la loi sportive et absorbent n'importe quoi. Avalant les comprimés avec l'étiquette, ils se dopent momentanément pour des succès éphémères, mettant leur santé en danger. L'absorption inutile, maladroite et excessive d'hormones peut provoquer toutes sortes d'effets secondaires nocifs.

On a également proposé récemment l'administration de hautes doses de testostérone pour provoquer la stérilité temporaire des hommes jeunes en bloquant, par ce biais, la formation de spermatozoïdes par les testicules. Ce moyen réel de contraception peut avoir les mêmes conséquences néfastes que le dopage. Le public, et même des médecins, font l'amalgame entre les déboires du dopage et l'utilisation thérapeutique des hormones mâles. En proie à des peurs irraisonnées, ils décrètent que les hormones sont nocives. En réalité, les hormones sexuelles sont nécessaires à la vie. C'est leur utilisation perverse qui est nocive.

LE TRAITEMENT D'ATTAQUE ET LE TRAITEMENT D'ENTRETIEN

Le traitement par les hormones doit toujours se faire sous le contrôle d'un médecin. On peut commencer un traitement par de fortes doses, c'est le traitement d'attaque. Ensuite, il faut rechercher la dose minimale qui produit l'effet désiré. Le traitement doit être poursuivi toute la vie.

La grande insuffisance testiculaire est caractérisée par un

manque considérable d'hormones mâles. Cela existe chez le castrat, chez le vieillard, ou chez l'homme dont les testicules ne sécrètent plus. Des doses élevées d'hormones mâles peuvent être administrées journellement pendant un mois. Le surdosage du traitement d'attaque se manifeste immédiatement par une nervosité excessive. Il suffit de réduire progressivement la dose pour trouver le juste milieu.

Lorsque les doses élevées d'hormones mâles ne sont plus nécessaires, le traitement se poursuit par la prise quotidienne d'une dose hormonale d'entretien : par voie orale, répartie généralement en deux prises sur la journée, par l'application journalière d'un gel de dihydrotestostérone sur la peau, par l'injection intramusculaire mensuelle. L'androgène de synthèse ou le mélange de plusieurs androgènes de synthèse, introduit dans le muscle, se résorbe lentement pendant trois ou quatre semaines. Le coût du traitement varie entre 3,50 francs et 10 francs par jour. À peine le prix de quelques cigarettes !

Si la dégradation des organes sexuels n'est pas trop avancée, la dose d'attaque produit souvent des effets spectaculaires. L'érection redevient valable. Les troubles de la miction s'améliorent. En même temps, toutes les structures de l'organisme régénèrent.

Le traitement d'entretien est moins bien perçu puisqu'il n'a pas d'effets spectaculaires immédiats. Certains hommes arrêtent le traitement lorsque l'alerte est passée. La rechute est inévitable. L'effet le plus surprenant du traitement d'entretien par les hormones mâles est d'empêcher le vieillissement sexuel et de retarder le vieillissement général du corps humain. C'est un effet à long terme, essentiellement préventif, qui demande de la part de l'homme une réflexion sur lui-même.

CONCLUSION

L'HOMME NOUVEAU

*« L'homme est une corde tendue entre
l'animal et le Surhomme, une corde
au-dessus d'un abîme. »*

« Le Surhomme est le sens de la terre. »

Friedrich NIETZSCHE,
Ainsi parlait Zarathoustra.

« Il y a un temps où la raison n'est pas encore, où l'on ne vit que par l'instinct, à la manière des animaux, et dont il ne reste dans la mémoire aucun vestige. Il y a un second temps où la raison se développe, où elle est formée, et où elle pourrait agir, si elle n'était pas obscurcie et comme éteinte par les vices de la complexion, et par un enchaînement de passions qui se succèdent les unes aux autres, et conduisent jusque au troisième et dernier âge. La raison, alors dans sa force, devrait produire ; mais elle est refroidie et ralentie par les années, par la maladie et la douleur, déconcertée ensuite par le désordre de la machine, qui est dans son déclin : et ces temps sont néanmoins la vie de l'homme. »

LA BRUYÈRE, *Les Caractères*, « De l'homme ».

LA PRÉVENTION DES MALADIES DU VIEILLISSEMENT

Depuis la fin du XVIIe siècle, les temps de l'homme n'ont pas changé fondamentalement. Certes, on constate aujourd'hui un allongement progressif de la longévité et l'on parle de quatrième, voire de cinquième et de sixième âge. Ce phénomène remarquable est dû aux progrès fulgurants de la médecine depuis une cinquantaine d'années, époque où l'on vivait, en moyenne, vingt ans de moins qu'aujourd'hui.

Force est de constater qu'à partir du troisième âge, l'andropause et la sénilité provoquent des ravages qui mettent les systèmes de santé en péril.

L'andropause non traitée provoque une diminution progressive des capacités sexuelles et déclenche les cercles vicieux de l'autodestruction conduisant à une mort prématurée. Des sommes considérables sont englouties aujourd'hui pour lutter contre les maladies du vieillissement. Mais la technicité médicale semble condamnée à ne remettre en circulation que des malades de moins en moins valides, elle néglige la prévention de la dégénérescence des corps.

La conception classique des maladies cardio-vasculaires ignore le principe essentiel constitué par les sources d'énergie vitale. Les années qui précèdent l'arrêt du cœur ou la thrombose artérielle fatale sont en général le théâtre d'accidents multiples et dramatiques. Le coût économique et social des maladies cardio-vasculaires est gigantesque. Il compromet à lui seul l'équilibre financier des régimes de santé. Les maladies cardio-vasculaires dégénératives ne guérissent jamais. Elles sont soignées, opérées, mais rechutent et s'aggravent inexorablement. Le cardiaque dépend de plus en plus de la technicité médicale. La greffe cardiaque est spectaculaire, mais ne dure pas. Le cœur tout neuf greffé chez l'homme andropausé dégénère rapidement avec l'organisme du receveur, les artères coronaires se bouchent rapidement. Comment se fait-il que les thérapeutiques cardio-vasculaires traditionnelles ne prennent pas en considération les sources d'énergie nécessaires à la contraction musculaire du cœur et des artères ?

Cette énergie est fournie par le glycogène et les protéines contractiles emmagasinées dans les muscles artériels et cardiaques grâce aux hormones mâles. La dégénérescence du cœur et des artères est la conséquence obligatoire du manque d'hormones mâles. En leur absence, la contraction du cœur faiblit, les artères se rétrécissent et les veines deviennent variqueuses.

Le manque d'hormones mâles agit directement sur la composition du sang : le nombre de globules rouges diminue, les taux de cholestérol et de glycémie s'élèvent tandis que la teneur en facteur de fluidité sanguine s'abaisse. L'homme andropausé est anémié. Son sang gras et visqueux est propulsé par un cœur faible dans des artères rétrécies. Il prend toutes sortes de médicaments pour régler son cœur, faire baisser sa tension, fluidifier son sang, abaisser son taux de cholestérol et de sucre. Tout cela peut être réalisé naturellement par les hormones mâles.

L'excès de poids des populations occidentales augmente

globalement et régulièrement, causant une surmortalité crois-
sante par la méconnaissance des règles alimentaires. Certains
hommes, conscients de leur excès de poids, font des efforts
désespérés pour retrouver une silhouette normale de plus en
plus nécessaire dans une société qui élimine ceux qui ne
séduisent pas. Les nombreux régimes amaigrissants sont extrêmement difficiles à suivre parce qu'ils ne tiennent pas
compte des hormones sexuelles régulatrices des graisses et du
sucre. L'organisme étant perpétuellement en déséquilibre, l'a-
bandon du régime est souvent la règle. C'est comme cela qu'on
finit par ressembler aux grands-pères rondouillards du début
du siècle, sans pouvoir espérer vivre plus longtemps qu'eux.

Les troubles de la vision, très fréquents après cinquante ans,
et de l'audition sont intimement liés à la dégénérescence des
organes des sens. Les hormones mâles, nécessaires à l'intégrité de toutes leurs structures, ne peuvent plus être ignorées.

Le mécanisme du vieillissement sexuel est connu depuis une
quinzaine d'années. Le traitement préventif par les hormones
mâles permet de conserver une érection et une éjaculation
normales. Les maladies de la prostate sont une conséquence
directe de l'andropause. La chirurgie de la prostate à ventre
ouvert a vécu. Des interventions plus fines et, par conséquent,
moins traumatisantes se font actuellement par la voie endoscopique lorsqu'il existe des difficultés d'uriner. Le prostatisme
de l'andropause est le résultat du dérèglement des hormones
sexuelles. On peut aujourd'hui stabiliser l'hypertrophie prostatique en équilibrant les hormones sexuelles, retardant ainsi
le moment d'une intervention chirurgicale.

L'arthrose est un fléau de la sénescence. Invalidante et
douloureuse, son coût médical et social grève les budgets de
santé à l'excès. La chirurgie orthopédique répare les articulations des hommes vieillis et impotents. Toutes les articulations peuvent être pratiquement remplacées par des
prothèses. On assiste même, aujourd'hui, à des remplacements
successifs et périlleux de prothèses de hanche. Les premières
prothèses ayant été placées il y a plus de vingt ans, bon nombre

d'entre elles sont à reprendre. Pour cela, il faut desceller l'ancienne prothèse et nettoyer les appuis osseux dans les moindres détails. Les dégâts sont souvent importants et difficiles à réparer.

Les soins apportés aux malades arthrosiques nécessitent une véritable industrie. Elle met en œuvre des bataillons de médecins et de personnels soignants, tant il est vrai que le traitement symptomatique de l'arthrose ne guérit jamais.

La fragilité et la dégénérescence osseuses sont étroitement liées au manque d'hormones mâles. En leur absence, les malades remis en circulation connaîtront de nouveaux blocages articulaires, d'autres fractures, selon un processus qui n'aura pas de fin.

Enfin, la dépression nerveuse et la mélancolie de certains hommes andropausés conduisent inexorablement à leur élimination de la vie active vers soixante ans. Leurs cerveaux dépourvus d'hormones mâles sont incapables de faire face aux exigences du monde extérieur extrêmement changeant. Évincés des structures sociales et économiques de la société industrielle, ils n'ont aucun avenir, alors que leurs ressources humaines et professionnelles pourraient être considérables, à condition qu'ils retrouvent leur élan vital.

MÉTAMORPHOSE ET RENAISSANCE DE L'HOMME DE CINQUANTE ANS

Autrefois, les déficiences de l'âge étaient acceptées avec fatalisme. On vieillissait sans espoir de jours meilleurs. La diminution de l'activité sexuelle conduisait inévitablement à l'impuissance. On n'en parlait pas. La mort était prématurée. Les choses étaient ainsi. Beaucoup d'hommes estiment encore ne pouvoir rien changer à leur vieillissement, surtout par manque d'information.

Depuis la fin de la Seconde Guerre mondiale les connaissances scientifiques ont fait des progrès prodigieux. On a marché sur la Lune, les planètes du système solaire sont photographiées par des sondes spatiales. L'énergie atomique est maîtrisée. Les ordinateurs dépassent les capacités du cerveau humain. On manipule les gènes avec l'espoir d'éliminer les maladies génétiques. Bref, tout semble possible. Pendant ce temps les hommes vieillissent mal et dégénèrent par millions, mettant en péril l'équilibre des sociétés.

Ce phénomène est paradoxal et tout à fait anachronique au regard des connaissances actuelles. Certains hommes en sont conscients. Frappés par les phénomènes de régression sexuelle, alors que tout allait apparemment bien quelques mois auparavant, ils ne peuvent accepter l'idée que la science médicale ne puisse pas les guérir, ils ont cent fois raison. En réalité, en voulant prolonger leur activité sexuelle, ils ne demandent rien de moins qu'un supplément de vie.

Pour atteindre ce but, il faut réactiver leur programme biologique qui est arrivé au terme de sa durée normale. Le remplacement des hormones sexuelles déficitaires relance l'activité sexuelle mais prolonge également les mécanismes biologiques de la vie. Ceci constitue une première surprise : une bonne activité sexuelle est le reflet d'une bonne santé ! Si l'on fait un bilan médical approfondi de l'homme vieilli sexuellement, on constate que les dégradations générales de l'organisme se manifestent déjà : élévation modérée de la tension artérielle, léger excès de poids, appétence pour les sucres, élévation du cholestérol sanguin, petites alertes cardiaques, raideurs des mouvements. Très souvent la silhouette s'est déjà modifiée. C'est un signe qui ne trompe pas.

En apprenant que l'action des hormones mâles agit sur les différentes structures de l'organisme, les esprits vifs comprennent immédiatement que la santé est un tout indivisible et que c'est l'ensemble du corps qui doit être traité. Il y aurait donc un espoir ? Assurément. La métamorphose est possible. L'homme andropausé peut se transformer, comme la chenille devient chrysalide.

Pour cela, deuxième surprise, il lui faut accroître son niveau de conscience et acquérir un supplément d'âme. Prendre des hormones pour vivre plus longtemps sans vivre mieux est tout à fait contradictoire. Des mesures rigoureuses doivent être prises : maîtrise rigoureuse de l'alimentation, exercices physiques harmonieux, oxygénation, détente. Ce programme, pourtant simple, se heurte souvent d'emblée au monolithisme des habitudes. Après réflexion, il s'impose peu à peu.

Troisième surprise, la métamorphose complète se trouve au bout du chemin. L'homme régénéré, en pleine possession de ses facultés mentales, peut enfin se libérer des contingences matérielles, condition nécessaire d'une véritable renaissance. La chrysalide est devenue papillon.

L'HOMME PROGRESSIF

Le traitement du vieillissement sexuel aura évidemment une incidence considérable sur le plan social, économique et culturel puisque le cycle de vie de l'être humain va changer.

La séquence de l'homme régressif sera remplacée par la séquence de l'homme progressif :

Homme régressif	Homme progressif
naissance	naissance
enfance	enfance
adolescence	adolescence
âge adulte	
andropause	âge adulte
sénescence	
sénilité	
mort	mort

Aujourd'hui, l'homme peut se réaliser entre vingt et quarante ans, pour régresser ensuite inexorablement jusqu'à quatre-vingts ans. Par la connaissance et l'utilisation des hormones, l'homme est en mesure, dès maintenant, d'empêcher le vieillissement sexuel qui déclenche l'involution sénile et son cortège de maladies.

Il peut se réaliser dès vingt ans. Il ne connaîtra plus l'andropause, la sénescence et la sénilité. Être est sa raison de vivre. En perpétuel devenir, sa longévité ne peut être déterminée. Nous ignorons jusqu'où mènera le traitement à long terme du vieillissement sexuel et des autres vieillissements glandulaires. À ceux-ci se combineront les traitements de la régénération des cellules par la connaissance des acides nucléiques qui conditionnent la division cellulaire.

Dès maintenant, une formidable course de vitesse s'engage pour maîtriser le temps de vie. L'avenir de l'homme est intimement lié à la connaissance des mécanismes biologiques du corps humain. La prévention des maladies du vieillissement est déjà possible. Elle repose sur un socle : la prévention des phénomènes dégénératifs de l'andropause par les hormones mâles.

Paris, 30 mars 1991.

ANNEXES

ANNEXE I

LES TAUX NORMAUX DES HORMONES SEXUELLES DANS LE SANG

LES HORMONES MÂLES

Rappelons tout d'abord la définition du mot «normal». Le dictionnaire nous dit: «Ce qui correspond au plus grand nombre.» Dans ce cas, la normale serait plutôt la moyenne. Mais rien n'est plus singulier que la structure sexuelle. Chaque homme présente une configuration hormonale particulière et ne doit pas être traité en fonction de la moyenne de toute une population.

Toutefois, pour fixer les idées, disons que le taux moyen de testostérone plasmatique est:
— entre 20 et 30 ans, de 1 000 à 700 nanogrammes pour 100 ml de plasma [*];
— entre 30 et 60 ans, de 700 à 600 nanogrammes pour 100 ml de plasma;
— vers 80 ans, de 440 à 400 nanogrammes pour 100 ml de plasma.

Les laboratoires situent souvent le taux normal de testostérone dans une échelle allant de 300 à 900 nanogrammes pour 100 ml de plasma. Il s'agit d'une notion statistique non interprétable, tous les hommes se situant dans cette fourchette. On a un taux de 900 à vingt ans et de 300 à cent ans!

Le taux normal des protéines porteuses de la testostérone

La plus grande quantité de testostérone est transportée dans le sang par des protéines spécialisées appelées SHBG

---

[*] Le nanogramme est le milliardième du gramme.

(Sex Hormone Binding Globulins). Leur taux normal dans le plasma est de 3 milligrammes par litre. Il augmente lors de l'andropause.

Le taux de testostérone libre

Avec l'âge la testostérone se libère moins bien de ses protéines porteuses. Le pourcentage idéal de la quantité libre de testostérone est de 2 % à vingt ans.

Si l'on prend les taux normaux de vingt à trente ans, la quantité de testostérone libre dans le plasma se situe entre 200 à 140 picogrammes par millilitre de plasma[*]. Une petite quantité en somme, mais sans cesse renouvelée. L'action de la testostérone dépend de ses molécules libres qui pénètrent dans les cellules pour y déclencher une réaction.

La testostérone biodisponible

Une partie de la testostérone est transportée par les albumines du plasma qui la libèrent facilement. Cette fraction hormonale constitue la testostérone biodisponible[**] dont le taux est normalement supérieur à 2 800 picogrammes par millilitre de plasma, le taux idéal se situant autour de 4 000 picogrammes par millilitre de plasma.

Le taux normal de dihydrotestostérone

Il est le reflet de l'activité des organes sexuels. Un taux de 90 nanogrammes pour 100 millilitres de plasma est l'expression d'une bonne activité. 25 nanogrammes pour 100 millilitres de plasma exprime une activité faible.

---

[*] Le picogramme est le millième du milliardième de gramme.
[**] Le taux de testostérone libre est inclus dans le taux de testostérone biodisponible qui est lui-même compris dans le taux de testostérone totale.

Ici encore, les laboratoires donnent souvent comme four-chette normale un taux allant de 90 à 25 nanogrammes pour 100 millilitres de plasma. Tous les hommes se situent dans cette fourchette : 90 à vingt ans et 25 à cent ans.

La production journalière de testostérone

Il faut encore avoir à l'esprit que les taux d'hormones mâles ne représentent que l'instant de la prise de sang. C'est déjà une bonne approche.

Les testicules doivent produire chaque jour de 7 à 10 mil-ligrammes de testostérone, soit 7 000 000 de nanogrammes. Lorsque cette production diminue, le taux sanguin de testo-stérone baisse et le profil des hormones sexuelles est perturbé. Cela signifie qu'un dérèglement biochimique est en cours.

Le dosage de la production journalière de testostérone n'est pas encore réalisable en pratique courante. Rassurons-nous, avec une simple prise de sang et la détermination des différents taux d'hormones mâles, il est possible de faire du bon travail. Il faut cependant reconnaître que l'interprétation des dosages hormonaux est délicate et doit être faite, de préférence, par un médecin spécialisé en hormonothérapie et connaissant parfaitement la pathologie des organes géni-taux. L'interprétation nuancée des résultats hormonaux ne peut se faire que lorsque les analyses hormonales sont prati-quées par des laboratoires spécialisés et rigoureux dans leurs méthodes d'analyses.

LES HORMONES FEMELLES

Le testicule produit de l'hormone femelle, l'œstradiol. Le prélèvement d'un échantillon de sang dans la veine issue du testicule (la veine spermatique) démontre des taux de

1 000 picogrammes d'œstradiol par millilitre de plasma. Dans le sang périphérique, l'œstradiol atteint une concentration de 20 picogrammes par millilitre de plasma.

L'œstradiol a un précurseur, l'œstrone, dont le taux plasmatique varie entre 40 et 60 picogrammes par millilitre de plasma. Un taux de 80 picogrammes par millilitre de plasma est compatible avec une anaphrodisie totale, c'est-à-dire un manque total de pulsions sexuelles.

LE PROFIL HORMONAL IDÉAL

LH	2-5	mUI/ml
FSH	2-5	mUI/ml
Testostérone totale	700-1 000	ng % ml
Testostérone biodisponible	2 800-4 000	pg/ml
Testostérone libre	140-200	pg/ml
Dihydrotestostérone	100	ng% ml
Œstradiol	20	pg/ml
Œstrone	40-60	pg/ml
SBG	3	mg/1

Ce profil se traduit par :
– la sécrétion de la glande hypophyse est normale (les taux de LH et de FSH sont normaux) ;
– les testicules sont sains (les taux de testostérone, de testostérone biodisponible et de testostérone libre sont normaux) ;
– les cibles sexuelles sont actives (le taux de dihydrotestostérone est normal) ;

– il n'y a pas d'excès de sécrétion d'hormones femelles (les taux d'œstradiol et d'œstrone sont normaux) ;
– les protéines porteuses de la testostérone (SBG) circulent en quantité normale.

Testostérone (ng / 100 ml)

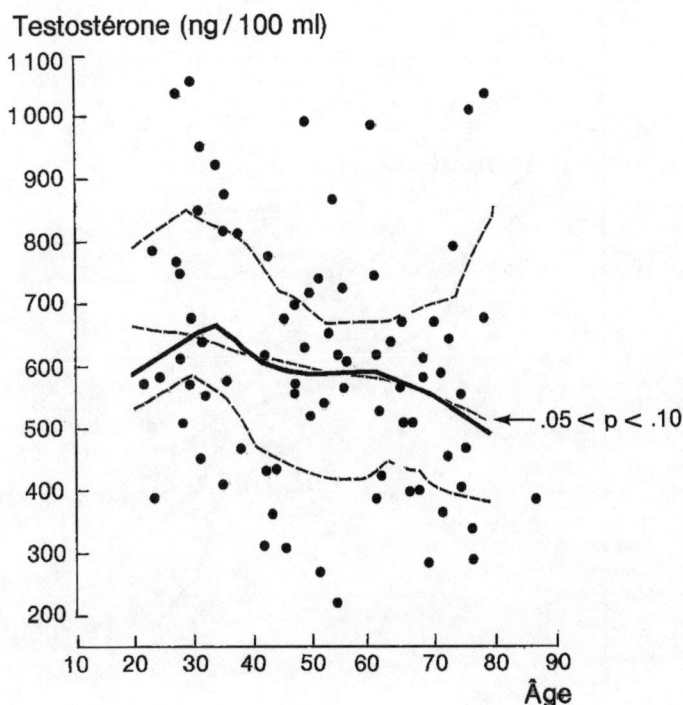

Testostérone plasmatique en fonction de l'âge chez l'homme normal. D'après Purifoy[34].

Ces taux d'hormones sont le reflet de l'activité d'ensemble de la chaîne hormonale dont les différents éléments sont en équilibre permanent.

Si vous voulez vaincre l'andropause, faites vérifier vos hormones sexuelles au moindre symptôme, si vous avez plus de quarante ans, vérifiez vos dosages hormonaux une fois par an.

Testostérone libre (pg / ml)

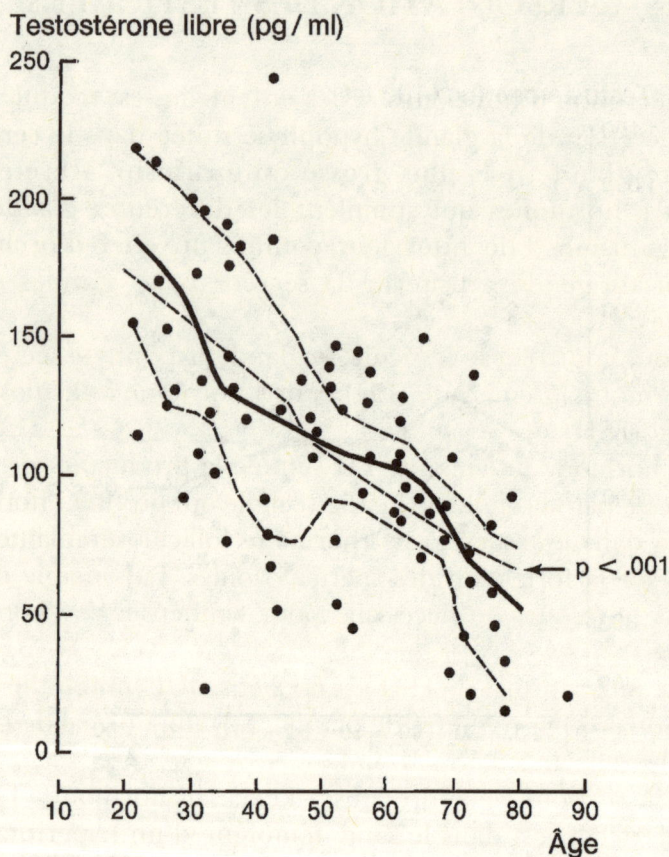

Testostérone libre plasmatique en fonction de l'âge chez l'homme normal. D'après Purifoy[34].

ANNEXE II

LA RÉGULATION DES TESTICULES

La sécrétion d'hormones mâles et femelles est modulée par la sécrétion de la glande hypophyse située dans le cerveau. Cette glande, pas plus grosse qu'un raisin, sécrète plusieurs hormones qui stimulent les différentes glandes de l'organisme. Elle intervient comme un chef d'orchestre pour diriger l'intensité de la sécrétion des glandes endocrines.

Pour contrôler le testicule, la glande hypophyse sécrète de l'hormone lutéinisante (LH) et de l'hormone folliculostimulante (FSH).

L'hormone lutéinisante LH stimule la production de testostérone par la cellule de Leidig (cellule qui produit l'hormone mâle dans le testicule) et l'hormone folliculostimulante FSH agit sur la formation des spermatozoïdes. La synergie de ces deux hormones est nécessaire pour synthétiser de l'hormone mâle.

Le taux normal de FSH est de 2 à 5 mUI (milliunité internationale) par millilitre de plasma. Le taux normal de LH est également de 2 à 5 mUI/ ml.

Chez l'homme andropausé, l'excès d'hormones LH ou FSH, découvert dans le sang, témoigne d'un hyperfonctionnement de l'hypophyse qui demande aux testicules de fabriquer plus d'hormones ou de spermatozoïdes. Dans ce cas, l'excès d'hormones hypophysaires signe la défaillance des testicules. Au début, les testicules parviennent à sécréter des quantités plus ou moins normales d'hormones mâles : c'est le stade de la préandropause. Ensuite, malgré l'hypophyse-chef d'orchestre qui sécrète de plus en plus d'hormones LH ordonnant la production d'hormones mâles, le testicule répond de moins en moins, vieilli il n'est plus capable de sécréter l'hormone mâle dont le taux diminue progressivement dans le sang pour atteindre celui du castrat : c'est le stade de l'andropause.

ANNEXE III

LES ANDROGÈNES INTRODUITS DANS L'ORGANISME FREINENT-ILS L'ACTIVITÉ DE LA GLANDE HYPOPHYSE ?

À l'état normal, la quantité d'hormones hypophysaires sécrétées dans le sang se situe entre 2 et 5 mUI/ ml pour l'hormone lutéinisante (LH) et pour l'hormone folliculostimulante (FSH). Cette stimulation suffit au testicule de l'homme jeune pour sécréter des quantités d'hormones mâles allant de 800 à 1 000 nanogrammes pour 100 millilitres de plasma. Dans ces conditions, il n'y a aucune raison d'introduire des hormones mâles dans l'organisme.

L'hormone mâle en excès produit un ralentissement de sécrétion de la glande hypophyse qui induit à son tour un ralentissement de la sécrétion propre des testicules. L'arrêt d'un traitement inutile rétablit l'équilibre entre la sécrétion des testicules et celle de la glande hypophyse.

Lorsque les testicules malades sécrètent moins de testostérone, la glande hypophyse réagit en sécrétant plus d'hormones LH (au-delà de 5 mUI/ ml) de façon à relancer la sécrétion de l'hormone mâle. Un taux de 600 nanogrammes pour 100 millilitres de plasma correspondant à un taux de 15 mUI/ ml de LH, par exemple, signifie que la sécrétion totale de testostérone est insuffisante. Dans ces conditions, si la testostérone est introduite dans l'organisme pour compenser le déficit d'androgènes, la sécrétion de l'hormone LH diminue progressivement. Elle doit être ramenée aux valeurs normales situées entre 2 et 5 mUI/ ml. Si le taux de LH reste élevé, la dose thérapeutique peut être augmentée.

Un taux de LH inférieur à 2 mUI/ ml signifie que la testo-stérone est introduite en excès.

Les dosages sanguins successifs sous traitement permettent de fixer la dose thérapeutique optimale. Dans ces conditions, il n'y a aucun risque de freiner inutilement l'activité de la glande hypophyse.

BIBLIOGRAPHIE

NOTES BIBLIOGRAPHIQUES

Je remercie tout particulièrement le Docteur Évelyne Joubert des Laboratoires Besins-Iscovesco qui a eu la grande amabilité de faire maintes recherches bibliographiques.

1

1. WERNER A.A., « The Male Climacteric », *JAMA*, 15 april 1939, p. 1441-1443.
2. GAMBRELL R. Jr, MASSEY F.M., colonel, USAF, MC, CASTADE-NA T.A., lt- colonel, USAF, MC, UGENAS A.J., major, USAF, NC, et RICCI C.A., lieutenant, USAF, NC, « Reduced Incidence of Endometrial Cancer among Postmenopausal Women Treated with Progestogens », *Journal of the American Geriatrics Society*, vol. XXVII, n° 9, 1979, p. 389-394.
3. ELIA D., « L'Andropause existerait-elle ? », *Le Quotidien du médecin*, 16 mai 1989.
4. SCHWARTZ D., MAYAUX M.J., SPIRA A., JOUANNET P., CZYLIK F., DAVID G., *Study of Semen Characteristics in a Group of 700 Fertile Men. Presentation of Norms and Role of Age*, Abstr. IIe Internat. Congress of Andrology, Tel-Aviv, 1981, p. 39.
5. SEYMOUR Fl., DUFFY C., KOERNER A., « A Case of Authenticated Fertility in a Man of 94 », *JAMA*, 105, 1935, p. 1423-1425.

2

6. ROBEL P., « Mode d'Action des androgènes », *Les Androgènes*, Rapports présentés à la XVe Réunion des endocrinologistes

soluble des androgènes dans un muscle strié squelettique », *C.R. Acad. Sc.*, 279, Paris, 1974, p. 421-424.

8. BLASIUS R., KAFER K., SEITZ W., « Untersuchungen über die Wirkung von Testosteron auf die Contractilen Strukturproteine des Herzens », *Klin. Woch.*, 34, 11/12, 324, 1956.

9. DELMAS P. et MEUNIER P.J., « L'ostéoporose au cours du syndrome de Klinefelter. Données histologiques osseuses quantitatives dans cinq cas. Relation avec la carence hormonale », *Presse Med.*, 10, 1981, p. 687-690.

10. O'MALLEY B.W. et BIRNBAUMER L, *Receptors and Hormone Action*, Vol II : 13 « Gonadal Steroid Receptors in Neuroendocrine Tissues », Academic Press, New York-San Francisco-Londres, 1978,p. 369-379.

11. KREUTZ L.E. et ROSE R.M., « Assessment of Agressive Behavior and Plasma Testosterone in a Young Criminal Population », *Psychosom. Med.*, 34, 1972, p. 321-332.

12. WILSON J.D., « Dihydrotestosterone Formation in Cultured Human Fibroblasts », *J. Biol. Chem.*, 250, 1975, p. 3498-3504.

13. SINGER A.S., SAMUELS A.I. et ADAMSON J.W., « Steroids and Hematopoiesis. I. The Effect of Steroids on in Vitro Erythroid Colony-forming Growth : Structure Activity Relationships », *J. Cell. Physiol.*, 88, 1976, p. 127-134.

14. SINGER J.W. et ADAMSON J.W., « Steroids and Hematopoiesis. II. The Effects of Steroids on in Vitro Erythroid Colony Growth : Evidence for Different Target Cells for Different Classes of Steroids », *J. Cell. physiol.*, 88, 1976, p. 135-144.

15. SINGER J.W. et ADAMSON J.W., « Steroids and Hematopoiesis. III. The Response of Granulocytic and Erythroid Colony-forming Cells to Steroids of Different Classes », *Blood*, 48, 6, 1976, p. 855-864.

16. GROSSMAN C.J., NATHAN P., TAYLOR B.B. et SHOLITON L.J., « Rat Thymic Dihydrotestosterone Receptor : Preparation, Localisation and Physiochemical Properties », *Steroids*, 34,5, 1979, p. 539-553.

17. SASSON S. et MAYER M., « Effect of Androgenic Steroids on Rat Thymus and Thymocytes in Suspension », *J. Steroid Biochem.*, 14, 1981,p. 509-517.

18. SASSON S. et MAYER M., « Antiglucocorticoïd Activity of

Androgens in Rat Thymus Lymphocytes», *Endocrinology*, 108, 1981, p. 760-766.

19. WALKER I.D., DAVIDSON J.F., YOUNG P. et CONKIE J.A., « Effect of Anabolic Steroids on Plasma antithrombine III », *Thrombos. Diathes. Haemorrh.*, 34, 1975, p. 106-114.

20. WALKER I.D., DAVIDSON J.F., YOUNG P. et CONKIE J.A., « Plasma Fibrinolytic Activity Following Oral Anabolic Steroid Therapy », *Thrombos. Diathes. Haemorrh.*, 34, 1975, p. 236-245.

21. KOCHAKIAN C.D. et TILLOTSON C., « Influence of several C 19 Steroids on the Growth of Individual Muscles of the Guinea Pig » : *Endocrinology*, 60, 1957, p. 607-618.

22. KOCHARIAN C.D., « Definition of Androgens and Anabolic Steroids », *Pharmac. Therap. B.*, 1, 2, 1975, p. 149-177.

23. BERGAMINI E., « Testosterone and Sugar Transport in Levator Ani Muscle of Rat », *Biochim. Biophys. Acta*, 1969, p. 193-202.

24. BERGAMINI E., BOMBARA G. et PELLEGRINO C., « The Effect of Testosterone on Glycogen Metabolism in Rat Levator Ani Muscle », *Biochim. Biophys. Acta*, 1969, p. 220-234.

25. BERGAMINI E., « Different Mechanisms in Testosterone Action of Glycogen Metabolism in Rat Perineal and Skeletal Muscles », *Endocrinology*, 96, 1975, p. 77-84.

26. HETTINGER Th., « Die histologischen und chemischen Veränderung der Skelettmusculatur durch Muskeltraining und durch Testosteron », *Ärztl-Forsch.*, 13, 11, 1959, p. 570.

27. DAI W.S., MD, Dr PH, GUTAI J.P., MD, KULLER L.H., MD, Dr PH, LAPORTE R.E., Ph D., FALVO-GERARD L., MPH, et CAGGIULA A., Ph D., « Relation between Plasma High-Density Lipoprotein Cholesterol and Sex Hormone Concentrations in Men », *Am. J. Cardiol.*, 53, 1984, p. 1259-1263.

28. GUTAI J., LAPORTE R., KULLER J., DAI W., FALVO-GÉRARD L., CAGGIULA A., « Plasma Testosterone, High Density Lipoprotein Cholesterol and other Lipoprotein Fractions », *Am. J. Cardiol.*, 48, 1981, p. 897-902.

29. SEMMENS J., ROUSE I., BEILIN L.J. et MASAREI J.R.L., « Relationship of Plasma HDL-Cholesterol to Testosterone, Estradiol, and Sex-Hormone-Binding Globulin Levels in Men and Women », *Metabolism*: 32, 1983, p. 428-432.

30. BAKER H.W.G., BURGER H.G., O'CONNOR S., WANG C.,

MIROVICS A., COURT J., DUNLOP M., RENNIE G.C., « Changes in the Pituitary-Testicular System with Age », *Clin. Endocrinol.*, 5, 1976, p. 349-372.

31. RUBENS R., DHANT M., VERMEULEN A., « Further Studies on Leydig Cell Function in Old Age », *J. Clin. Endocrinol. Metab.*, 39, 1974, p. 40-45.

32. STEARNS E.L., McDONNEL S.A., KAUFMAN B.J., PADUA R., LUCMAN T.S., WINTER J.S.D., FAIMAN C., « Declining Testicular Function with Age », *Am. J. Med.*, 57, 1974, p. 761-766.

33. PIRKE K.M., DOERR P., « Age Related Changes in Free Plasma Testosterone, Dihydrotestosterone and Estradiol », *Acta Endocrinol.*, 80, 1975, p. 171-178.

34. PURIFOY F.E., KOOPMANS L.H., MAYES D.M., « Age Differences in Serum Androgen Levels in Normal Adult Males », *Human Biol.*, 53, 1981, p. 499-511.

35. BARTSCH W., « Interrelationship between Sex Hormone Binding Globulin and Testosterone, 5-a-Dihydrotestosterone and Estradiol-17 b in Blood of Normal Men », *Maturitas*, 2, 1980, p. 109-118.

3

36. LANVAL M., *Les Mutilations sexuelles*, Le Rouge et le Noir, Paris, 1936.

37. PITTARD E., *La Castration chez l'homme et les modifications morphologiques qu'elle entraîne – Recherches sur les adeptes d'une secte mystique, les Skoptzy*, Masson, Paris, 1934.

4

38. VORONOFF S., *La Greffe testiculaire de singe à l'homme*, Gaston Doin et Cie, Paris, 1930.

39. MILLER N.E., HUBERT, GILBERT et HAMILTON J.B., « Mental and Behavior Changes Following Male Hormone Treatment of Adult Castration, Hypogonadism and Psychic Impotence », *Proc. Soc. Exper. Biol. & Med.*, 38, 1938, p. 538-540.

40. WERNER A.A., «The Male Climacteric», *JAMA*, 15 avril, 1939, p. 1441-1443.
41. HELLER C.G., MEYERS G.B., «The Male Climacteric, its Symptomatology, Diagnosis and Treatment», *JAMA*, 126, 1944, p. 472-477.
42. DE LIGNIÈRES B. «Supplémentation des carences en hormones sexuelles chez le sujet âgé» *La Revue de Gériatrie*, 11, 1986, p. 90-98.
43. BRESSON Y., «L'andropause existe et il faut la traiter», *Bulletin Behring Biophysique*, 1, 1989.
44. BRESSON Y., MOLLET F., PETRIEUX V., OBRY E., MARTY D., CARREEL J., «Andropause», *Bulletin Behring Biophysique*, 1, 1990, p. 10-11.

5

45. NIESCHLAG E., «The Endocrine Function of the Human Testes in Regard to Sexuality», *Sex. Hormon. Behav.*, 62, 1979, p. 183-207.

6

46. RABOCH J. et STARKA L., «Hormonal Testicular Activity in Men with a Varicocele», *Fertility and Sterility*, 22, 1971, p. 152-155.

7

47. KINSEY A.C., POMEROY W.B., et MARTIN C.E., *Sexual Behavior in the Human Male*, W.B. Saunders Co Philadelphia, 1948.
48. PEARLMAN C.K. et KOBASHI L.I., «Frequency of Intercourse in Men», *J. Urol.*, 107, 1972, p. 298-231.
49. HALVERSON H.M., «Genital and Sphincter Behaviour of the Male Infant», *J. Gen. Psychol.*, 56, 1940, p. 95-136.
50. OHLMEYER P., BRILMAYER H., *Perodische Vorgänge im Schlaf.* – *Pflügers Arch.*, 249, 1947, p. 50-55.
51. KARACAN I., WARE J.C., DERVENT B., ALTINEL A., THORNBY

J.I., WILLIAMS R.L., KAYA N., SCOTT F.B., « Impotence and Blood Pressure in the Flaccid Penis : Relationship to Nocturnal Penile Tumescence », *Sleep*, 1, 1978, p. 125-132.

52. VIRAG R., « Intracavernous Injection of Papaverine for Erectile Failure – Letter to the Editor », *Lancet*, 2, 1982, p. 938.

53. KEOGH E.J., WATTERS G.R., EARLE C.M., CARATI C.J., WISNIEWSKI Z.S., ALASTAIR G.S. TULLOCH et LORD D.J., « Treatment of Impotence by Intrapenile Injections. A Comparison of Papaverine versus Papaverine and Phentolamine : A Double-Blind, Crossover Trial », *J.Urol.*, 142, 1989, p. 726-728.

54. HU K.N., BURKS C. et CHRISTY W.C., « Fibrosis of Tunica Albuginea : Complication of Long-Term Intracavernous Pharmacological Self-Injection », *J. Urol.*, 138, 1987, p. 404-405.

55. CORRIERE J.N. JR., FISHMAN I.J., BENSON G.S. et CARLTON C.E. Jr., « Development of Fibrotic Penile Lesions Secondary to the Intracorporeal Injection of Vasoactive Agents », *J. Urol.*, 140, 1988, p. 615-617.

56. LAKIN M.M., MONTAGUE D.K., VANDERBRUG MEDENDORP S., TESAR L. et SCHOVER L.R., « Intravenous Injection Therapy : Analysis of Results and Complications », *J. Urol.*, 143, 1990, p. 1138-1141.

57. HASHMAT A., ABRAHAMS J., FANI K. et NOSTRAND I., « A Lethal Complication of Papaverine-Induced Priapism », *J. Urol*, 145, 1991, p. 146-147.

58. *User Survey*, « A Follow-up Survey of 1 517 Patients Using the Erect Aid System IV and the Osbon Technique. Survey Report Update », février 1988.

59. WITHERINGTON R., « Vacuum Constriction Device for Management of Erectile Impotence » ; *J. Urol.*, 141, 1989, p. 320-322.

60. MICHAL V., KRAMAR R. et coll., « Arterial Epigastrico-Cavernous Anastomosis for the Treatment of Sexual Impotence », *World J. of Surg.*, 1, 1977, p. 515.

61. MICHAL V., « Arterial Disease as a Cause of Impotence », *Clin. Endocrinol. Metab.*, 11, 1982, p. 725-748.

62. ZORGNIOTTI A.W., ROSSI G., PADULA G., MAKOVSKY R.D., « Diagnosis and Therapy of Vasculogenic Impotence », *J. Urol.*, 123, 1980, p. 674-677.

63. LHERMITTE J., LECLÈRE J., LARCHER JJ., GANNE-DEVONEC M.O., MARCHAND P., «Traitement microchirurgical de l'impuissance», *Acta Urol. Belg.*, 51, 1983, p. 394-400.
64. SMALL M.P. et CARRION N., *The Small-Carrion Penile Prothesis for the Management of Impotence*, Read at Annual Meeting of American Urological Association, St Louis, Missouri, mai 1974.
65. KABALIN J.N. et KESSLER R., « Five-Year Follow up of the Scott Inflatable Prosthesis and Comparison with Semi rigid Penile Prosthesis», *J. Urol.*, 140, 1988, p. 1428-1430.

8

66. *Le Petit Robert*, Société du Nouveau Littré, 1990.
67. ROUVIÈRE H. et DELMAS A., *Anatomie humaine*, tome 2, p. 592, 12e édition révisée et augmentée, Masson, Paris, New York, Barcelone, Milan, Mexico, Sao Paulo, 1985.

10

68. New Weight Standards for Men and Women, *Metropolitan Life Insurance Company Stastistical Bulletin*, 64, 1959, p. 3.
69. CREFF A.F. et HERSCHBERG A.D., *Obésité*, XII, Masson, Paris, Milan, Barcelone, Mexico, 1988.
70. MARKS H.H., «Influence of Obesity on Morbidity and Mortality», *Bull. N.Y. Acad. Sc.*, 36, 1960, p. 296-310.
71. FELIG P., BAXTER J.D., BROADUS A.E., FROHMAN L., *Endocrinology and Metabolism*, p. 1206, Mc Graw-Hill Company, New York, St Louis, San Francisco, Auckland, Bogota, Hambourg, Lisbonne, Londres, Madrid, Mexico, Milan, Montréal, New Delhi, Panama, Paris, San Juan, Sao Paulo, Singapour, Sydney, Tokyo, Toronto, 1987.
72. LEW E.A. et GARFINKEL L., «Variations in Mortality by Weight among 750 000 Men and Women», *J. Chron. Dis.*, 32, 1979, p. 563.
73. WALFORD R., *La Vie la plus longue*, Robert Laffont, Paris, 1984.

74. RAISON J., « Obésité androïde : Le mécanisme de la surmortalité cardio-vasculaire est expliqué », *Le Quotidien du médecin*, 4632, 1990, p. 14-15.

75. VALDEMARSSON S., HEDNER P. et NILSSON-EHLE P., « Increase in Hepatic Lipase Activity after Testosterone Substitution in Men with Hypogonadism of Pituitary Origin », *Acad. Med. Scand.*, 221, 1987, p. 363-366.

76. SORVA R., KUUSI T., TASKINEN M-R., PERHEENTUPA J. et NIKKILÄ E.A., Testosterone Substitution Increases the Activity of Lipoprotein Lipase and Hepatic Lipase in Hypogonadal Males », *Arteriosclerosis*, 69, 1988, p. 191-197.

77. XU X., DE PERGOLA G. et BJÖRNTORP P., « The Effects of Androgens on the Regulation of Lipolysis in Adipose Precursor Cells », *Endocrinology*, 126, 2, 1990, p. 1229-1234.

78. GLASS A.R., SWERDLOFF R.S., BRAY G.A., DAHMS W.T., ATKINSON R.L., « Low Serum Testosterone and Sex-Hormone-Binding-Globulin in Massively Obese Men », *J. Clin. Endocrinol. Metabol.*, 45, 6, 1977, p. 1211-1219.

79. ZUMOFF B., STRAIN G.W., MILLER L.K., ROSNER W., SENIE R., SERES D.S. et ROSENFELD R.S., « Plasma Free and Non-Sex-Binding-Globulin-Bound Testosterone Are Decreased in Obese Men in Proportion to their Degree of Obesity », *J. Clin. Endocrinol. Metabol.*, 71, 4, 1990, p. 929-931.

11

80. FORSTER D.W., « Diabète sucré », 327, p. 1178, dans HARRISON T.R., *Principes de médecine interne*, Médecine-Siences Flammarion, Paris, 1989.

81. BOREL J-P., RANDOUX A., MAQUARTF F.X., LE PEUCH C., VALEYRE J., *Biochimie dynamique*, 1421, p. 1400, Maloine, Décarie, Paris, Montréal, 1987.

82. JUNG I. et BEAULIEU E-E., « Testosterone Cytosol Receptor in the Rat Levator Ani Muscle », *Nature New Biology*, 237, 1972, p. 24-26.

83. GUSTAFSSON J.A. et POUSETTE A., « Demonstration and Partial Characterization of Cytosol Receptors for Testosterone », *Biochemistry*, 14, 1975, p. 3094-3101.

84. DUBE J.Y., LESAGE R. et TREMBLAY R.R., « Androgen and Estrogen Binding in Rat Skeletal and Perineal Muscles », *Can. J. Biochem.*, 54, 1976, p. 50-55.

85. KRIEG M., « Characterization of the Androgen Receptor in the Skeletal Muscle of the Rat », *Steroids*, 28, 1976, p. 261-274.

86. BREUER C.B. et FLORINI J.R., « Aminoacid Incorporation into Protein by Cell-free Systems from Rat Skeletal Muscle IV – Effects of Animal Age, Androgens and Anabolic Agents on Activity of Muscle Ribosomes », *Biochemistry*, 4, 1965, p. 1544-1550.

87. FLORINI J.R., « Effects of Testosterone on Qualitative Pattern of Protein Synthesis in Skeletal Muscle », *Biochemistry*, 9, 1970, p. 909-912.

88. BRESLOFF P., FOX P., SIM A. et VAN DER VIES J., « The Effect of Nandrolone Phenylpropionate on C 14-Leucine Incorporation into Muscle Protein in the Rat and Rabbit in Vivo », *Acta Endocr.*, 1974, p. 403-416.

89. BURESOVA M. et GUTMANN E., « Effect of Testosterone on Protein Synthesis and Contractility of the Levator Ani Muscle of the Rat », *J. Endocr.*, 50, 1971, p. 643-651.

90. POWERS M.L. et FLORINI J.R., « A Direct Effect of Testosterone on Muscle Cells in Tissue Culture », *Endocrinology*, 97, 1975, p. 1043-1047.

91. GILLESPIE C.A. et EDGERTON V.R., « The role of Testosterone in Exercise-induced Glycogen Supercompensation », *Horm. Metab. Res.*, 2, 1970, p. 364-366.

92. PLAS F., « Variations de la fonction androgénique au cours des efforts prolongés », *Bull. Acad. Nat. Méd.*, 162, 6, 1978, p.494-499.

93. MORVILLE R., PESQUIES P., MAROTTE H., SERRURIER B.D. et COBRON C., « Effets d'un apport exogène de dihydrotestostérone sur les variations des androgènes plasmatiques au cours d'efforts prolongés », *Médecine du Sport*, 53, 2, 1979, p. 37-44.

94. DE LIGNIÈRES B. et MICHEL G., « Androgènes et médecine sportive », Rapport présenté à la XVe Réunion des endocrinologistes de langue française, Athènes, 6-8 septembre 1979, *Les Androgènes*, p. 224-236, Masson, Paris, New York, Barcelone, Milan, 1979.

12

95. HARRIS M. et ENTMACHER PS., « Mortality from Diabetes, in Diabetes in America », *NIH Publication*, 85, 1468, US Government Printing Office, 1985.
96. WHO Study Group, « Diabetes Mellitus », *World Health Organization Technical Report Series*, 727, Genève, 1985.
97. ANDO S., RUBENS R. et ROTTIERS R., «Androgen Plasma Levels in Male Diabetics», *J. Endocrinol. Invest.*, 7, 1984, p. 21-24.
98. PELLEGRINI G., « L'Azione Antidiabetica degli Ormoni Sessuali Maschili nel quadro della Fisiopatologia del Diabete », *Minerva Medica*, 27, 1947, p. 1-9.
99. MØELLER J., *Cholesterol*, p. 27, Springer-Verlag, Berlin, Heidelberg, New York, Londres, Paris, Tokyo, 1987.

13

100. MC PHEE M.S. et GREENBERGER N.J., «Pathologie de la vésicule et des voies biliaires», 253, p. 1359, dans : HARRISON T.R., *Principes de médecine interne*, Médecine-Sciences Flammarion, Paris, 1989.
101. LIPID RESEARCH PROGRAM, « The Lipid Research Clinics Population Studies Data Book», *NIH Publication*, n° 80, p. 1527, vol. 1, Bethesda, 1980.
102. CHADDA J.S., TERAN A-Z., FELDMAN E.B. et GREENBLATT R.B., « Lipoprotein Studies in Climacteric Men Treated with Pure Testosterone», *Maturitas*, 6, 2, 1984, p. 97.
103. BREIER Ch., DREXEL H., LISCH H.-J., MÜHLBERGER V., HEROLD M. et KNAPP E., «Essential Role of Post-Heparin Lipoprotein Lipase Activity and of Plasma Testosterone in Coronary Artery Disease », *The Lancet*, 1er juin 1985, p.1242-1244.

14

104. National Center for Health Statistics, «Vital Statistics Report», *Final Mortality Statistics*, 1982.

105. BEST et TAYLOR, *Physiological Basis of Medical Practice*, p. 155, Williams et Wilkins Company, Baltimore, 1950.

106. MORER-FARGAS F. et NOWAKOWSKI H., «Die Testosteronausscheidung im Harn bei Männlichen Individuen», *Acta Endocrinologica*, 49, 1965, p. 443-452.

107. CHEVREMONT M., *Cytologie et Histologie*, p. 485-496, éditions Desoer, Liège, 1956.

108. DEBLED G., «La pathologie obstructive congénitale de l'uretère terminal», thèse d'agrégation de l'enseignement supérieur en Sciences urologiques, Université libre de Bruxelles, 18 mai 1971, *Acta Urol. Belg.*, 39, 1971, p. 371-465.

109. GREGOIR W. et DEBLED G., «Méga-uretère congénital», *Encyclopédie Médico-Chirurgicale*, 18, rue Séguier, Paris VIe, 18158 E 10, 1971, p.1-14.

110. MØLLER J. et EINFELDT, *Testosterone Treatment of Cardiovascular Diseases*, Springer-Verlag, Berlin, Heidelberg, New York, Tokyo, 1984.

111. MØLLER J., *Cholesterol*, Springer-Verlag, Berlin, Heidelberg, New York, Londres, Paris, Tokyo, 1987.

112. CARRUTHERS M., «Danish Experiences in the Treatment of Advanced Circulatory Disease with Anabolic Steroids», *Bullitin E.O.C.C.D.*, 6, 1980.

113. SHILLIGFORD J.P., JOPLIN C.F., JAMIESON C.W. et RUBENS R., «Visit to Dr. Moeller's Clinic», *Bullitin E.O.C.C.D.*, 6, 1980.

114. YARNELL J., «Visit to Prof. Moeller's Clinic», Copenhague, *Bullitin E.O.C.C.D.*, 6, 1980.

115. ZETTERQUIST S., «The Effect of Active Training on the Nutitive Blood Flow in Exercising Ischemic Legs», *J. Clin. Lab. Invest.*, 25, 1970, p. 101-111.

15

116. ALMER L.O. et NILSSON I.M., «On Fibrinolysis in Diabetes Mellitus», *Acta Med. Scand.*, 198, 1975, p. 101.

117. ISACSON S. et NILSSON I.M., «Defective Fibrinolysis in Blood and Vein Walls in recurrent "Idiopathic" Venous Thrombosis», *Acta Chir. Scand.*, 138, 1972, p. 313.

118. WALKER I.D., DAVIDSON J.F., HUTTON I. et LAWRIE T.D.,

Disordered Fibrinolytic Response in Coronary Heart Disease: A Coronary Angiographic Study, Proceedings of the 7th European Cardiology Congress, p. 342, Amsterdam, 1976.

119. BONITHON-KOPP C., SCARABIN P.-Y., BARA L., CASTANIER M., JACQUESON A. et ROGER M., « Relationship between Sex Hormones and Haemostatic Factors in Healthy Middle-Aged Men », *Arteriosclerosis*, 71, 1988, p. 71-76.

120. CARON Ph., SIE P., BENNET A., CAMARE R., BONEU B. et LOUVET J.P., « Testostérone plasmatique et inhibiteur anti-activateur tissulaire du plasminogène chez l'homme », *Ann. Endocrinol.*, 49, 6, p. 117 C (182), 1988, 8e Congrès français d'endocrinologie, Bruxelles 3-5 Octobre 1988.

121. FEARNLEY G.R. et CHAKRABARTI R., « Increase of Blood Fibrinolytic Activity by Testosterone », *The Lancet*, 21 juillet, 1962, p. 128-132.

122. WALKER I.D. et DAVIDSON J.F., *Long-Term Fibrinolytic Enhancement with Anabolic Steroid Therapy*: A Five Year Study; Progress in Chemical Fibrinolysis and Thrombosis, vol. 3, p. 491-499, édité par J.F. Davidson, R.M. Rowan, M.M. Samama et P.C. Desnoyers, Raven Press, New York, 1978.

123. VOGEL G., HUYKE R. et LAUTEN G., « Beeinflussung Hypofibrinolytischer Zustände durch Dehydrochlormethyltestosteron », *Folia Haematol.*, Leipzig, 111, 1984, p. 563-566.

124. WORLD HEALTH ORGANIZATION, « Prevention of Ischaemic Heart Disease. Metabolic Aspects », *WHO Symposium*, WHO/CVD/73: 3, Madrid, 1972.

125. ANDERSON W.A.D., *Pathology*, p. 575, The C. V. Mosby Company, 1961.

126. NILSSON I.M., LJUNGNER H. et TENGBORN L., « Two Different Mechanisms in Patients with Venous Thrombosis and Defective Fibrinolysis: Low Concentration of Plasminogen Activator or Increased Concentration of Plasminogen Activitor Inhibitor », *Br. Med. J.*, 290, 1985, p. 1453-1456.

127. WIMAN B., LJUNGBERG B., CHMELIEWSKA J., URDEN G., BLOMBACK M. et JOHNSON H., « The Role of the Fibrinolytic System in Deep Vein Thrombosis », *J. Lab. Clin. Med.*, 105, 1985, p. 265-270.

128. BROWSE N.L. et BURNAND K.G., « The Cause of Venous Ulceration », *Lancet*, II, 1982, p. 243-245.

129. BENNET A., CARON Ph., SIE P., LOUVET J.-P., et BAZEX J., « Ulcères de jambe post-phlébitiques et caryotype XYY: Tests de fibrinolyse et fonction androgénique » *Ann. Dermatol. Venereol.*, 114, 1987, p. 1097-1101.

16

130. WILLIAMS G.H. et BRAUNWALD E., *Hypertension artérielle – Principes de médecine interne, 196, p. 1024, Médecine-Sciences, Flammarion, Paris, 1989.*

17

131. WINTROBE M.M. et coll., *Clinical Hematology*, 8e éd., Lea & Febiger, Philadelphia, 1981.
132. STEINGLASS P., GORDON A.S., CHARIPPER H.A., « Effect of Castration and Sex Hormones on Blood of the Rat », *Proc. Soc. exp. Biol. Med.*, 48, 1941, p. 169-177.
133. KENNEDY B.J. et GILBERTSEN A.S., « Increased Erythropoiesis Induced by Androgenic Hormones », *J. Clin. Invest.*, 35, 1956, p. 717.
134. KENNEDY B.J., « Fluoxymesterone in Advanced Breast Cancer », *New Engl. J. Med.*, 259, 1958, p. 673.
135. KENNEDY B.J., « Stimulation of Erythropoiesis by Androgenic Hormones », *Annals of Internal Medecine*, 57, 6, 1962, p. 917-936.
136. MC CULLAGH E.P. et JONES T.R., « A Note on the Effect of Certain Androgens upon the Red Blood Count and upon the Glucose Tolerance », *Cleveland Clin. Quart.*, 8, 1941, p. 79.
137. MC CULLAGH E.P. et JONES T.R., « Effect of Androgens on Blood Count of Men », *J. Clin. Endoc.*, 2, 1942, p. 243.
138. SHAHIDI N.T., « Androgens and Erythropoiesis », *N. Engl. J. Med.*, 289, 1973, p. 72-80.
139. NAJEAN Y. et coll., « Long Term Follow-up impatients with Aplastic Anemia. A Study of 137 Androgen-Treated Patients Surviving more than Two Years », *Am. J. Med.*, 71, 1981, p. 543-551.

140. CLAUSTRES M., BELLET H., SULTAN C., « Action des andro-gènes sur les cellules-souches érythroïdes en culture », *Ann. Biol. Clin.*, 44, 1986, p. 5-13.

18

141. HULLEY S.B., ROSENMAN R.H., BAWOL R.D., BRAND R.J., « Epidemiology as a Guide to Clinical Decision. The Association Between Triglycerides and Coronary Heart Disease », *New Engl. J. Med.*, 302, 1980, p. 1383-1389.
142. CARLSON L.A., BÖTTIGER L.E., « Serum Triglycerides, to Be or not to Be a Risk Factor for Ischaemic Heart Disease ? », *Atherosclerosis*, 39, 1981, p. 287-291.
143. RHOADS G.G., FEINLEIB M., « Serum Triglyceride and Risk of Coronary Heart Disease, Stroke, and Total Mortality in Japanese-American Men », *Arteriosclerosis*, 3, 1983, p. 316-322.
144. MILLER N.E., « The Evidence for the Anti-Atherogenecity of High Density Lipoproteins in Man », *Lipids*, 13, 1978, p. 914.
145. BERG K., BORRESEN A.L. et DAHLEN G., « Serum High Density Lipoproteins and Atherosclerotic Heart Diseases », *Lancet*, 1, 1976, p. 479.
146. MILLER G.J. et MILLER N.E., « Plasma High Density Lipo-protein Concentrations and Developement of Ischaemic Heart Disease », *Lancet*, 2, 1975, p. 16.
147. ALBERS J.J., WAHI P.W., CABANA V.G., HAZZARD W.R. et HOOVER J.J., « Quantitation of Apolipoprotein A-1 of Human Plasma High Density Lipoproteins », *Metabolism*, 25, 1976, p. 633.
148. ABBOTT R.D., WILSON P.W.F., KANNEL W.B., CASTELLI W.P., « High Density Lipoprotein Cholesterol, Total Cholesterol Screening and Myocardial Infarction – The Framingham Study », *Arteriosclerosis*, 8, 1988, p. 207-211.
149. PELKONEN R., NIKKILA E.A., KOKSKINEN S., PENTTINEN K. et SARNA S., « Association of Serum Lipids and Obesity with Cardiovascular Mortality », *Brit. Med. J.*, 2, 1977, p. 1185.
150. WALDEN R.T., SCHAFFER L.A., LIMON F.R., SUNSHINE A. et WYNDER E.I., « Effect of Environment on the Serum Chole-

sterol-Triglyceride Distribution among Seventh-Day Adventists», *Am. J. Med.*, 36, 1964, p. 269.

151. WIN C.P. et GERSHOFF S.N., «Changes in Serum Cholesterol and Coronary Heart Disease Mortality Associated with Changes in the Postwar Japanese Diet», *Am. J. Clin. Nutri.*, 26, 1973, p. 616.

152. GARCIA-PALMIERI M.R., «Precursors of Coronary Heart Disease in Puerto Rico», *Am. J. Clin. Nutri.*, 26, 1973, p. 1133.

153. TRUSWELL A.S. et MANN J.I., «Epidemiology of Serum Lipids in Southern Africa», *Atherosclerosis*, 16, 1972, p. 15.

154. HILL P., WYNDER E., GARBACZEWSKI L., GARNES H., WALKER A.R.P., HELMAN P., «Plasma Hormones and Lipids in Men at Different Risk for Coronary Heart Disease», *The AM. J. of Clin. Nutr.*, 33, 1980, p. 1010-1018.

155. SELWYN A.P. et BRAUNWALD E., «Cardiopathies Ischémiques», *Principes de médecine interne, p. 975-982, Médecine-Sciences, Flammarion, Paris, 1989.*

156. CHUTE CH. G., BARON J.A., PLYMATE S.R., KIEL D.P., PAVIA A.T., LOZNER E.C., O'KEEFE Th. et MAC DONALD G.J., «Sex Hormones and Coronary Artery Disease», *AM. J. Med.*, 83, 1987, p. 853-859.

157. PHILLIPS G.B., «Sex Hormones, Risk Factors and Cardiovascular Disease», *Am. J. Med.*, 65, 1978, p. 7-11.

158. ENTRICAN J.H., BEACH C., CARROLL D., KENMORE A.C.F., KLOPPER A., MACKIE M. et DOUGLAS A.S., «Raised Plasma Œstradiol and Estrone Levels in Young Survivors of Myocardial Infarction», *Lancet*, 2, 1978, p. 487.

159. MENDOZA S.G., ZEPRA A., CARRASCO H., COLMENARES O., RANGEL A., GARTSIDE P.S. et KASHYAP M.L., «Estradiol, Testosterone, Apolipoproteins, Lipoprotein Cholesterol and Lipolytic Enzymes in Men with Premature Myocardial Infarction and Angiographically Assessed Coronary Occlusion», *Artery*, 12, 1983, p. 1-23.

160. BARTH J.D., JANSEN H., HUGENHOLTZ P.G. et BIRKENHÄGER J.C., «Post-Heparin Lipases, Lipids and Related Hormones in Men Undergoing Coronary Arteriography to Assess Atherosclerosis», *Atherosclerosis*, 48,1983, p. 235-241.

161. HÄMÄLÄINEN E., TIKKANEN H., HÄRKÖNEN M., NÄVERI H. et ADLERCREUTZ H., «Serum Lipoproteins, Sex Hormones

and Sex Hormone Binding Globulin in Middle-Aged Men of Different Physical Fitness and Risk of Coronary Heart Disease», *Atherosclerosis*, 67, 1987, p. 155-162.

162. LESSER M.A., « Testosterone Propionate Therapy in One Hundred Cases of Angina Pectoris», *J. Clin. Endocrinol.*, 6, 1946, p. 549-557.

163. KRIEG M., SMITH K. et BARTSCH W., « Demonstration of a Specific Androgen Receptor in Rat Heart Muscle : Relationship between Binding Metabolism and Tissue Levels of Androgens», *Endocrinology*, 103, 1978, p. 1686-1694.

164. KRIEG M., SMITH K. et ELVERS B., « Androgen Receptor Translocation from Cytosol of Rat Heart Muscle, Bulbocavernous Levator Ani Muscle and Prostate into heart Muscle Nuclei », *J. Steroid Biochem.*, 13, 1980, p. 577-587.

165. JAFFE M.D., « Effect of Testosterone Cypionate on Postexercise ST Segment Depression », *British Heart Journal*, 39, 1977, p. 1217-1222.

166. GEISTÖVEL W., PERSCHKE B., von zur MÜHLEN A. et KLEIN A., « Das Verkalten von Testosteron, Freier Testosteronfraktion LH und FSH im Plasma von Männern Wärend der Frühphase des Akuten Myocardinfarktes», *Z. Cardiol.*, 68, 1979, p. 776-783.

167. PHILLIPS G.B., « Evidence for Hyperestrogenemia as the Link Between Diabetes Mellitus and Myocardial Infarction », *AM. J. of Med.*, 76, 1984, p. 1041-1048.

168. SWARTZ C.M. et YOUG M.A., « Low Serum Testosterone and Myocardial Infarction in Geriatric Male Inpatients », *JACG*: 35, 1987, p. 39-44.

19

169. VERZAR F., « Aging of Connective Tissue», *Gerontol.*, 1, 1957, p. 363-378.

170. VERZAR F., « Studies on Adaptation as a Method of Gerontological Research » *in*: *Ciba Colloq. on Aging*, 3, 1957, p. 60-72.

171. ROBERT L., *Les Horloges biologiques*, Nouvelle Bibliothèque Scientifique, Flammarion, 1989.

172. SOBEL H. et MARMORSTON J., « Hormonal Influences Upon Connective Tissue Changes of Aging » *in*: PINCUS G. (éd.), p. 457-481, *Recent Progress in Hormone Research*, vol. 14, Academic, New York, 1958.

173. FICAT R.P., *Cartilage et Arthrose*, Masson, Paris, New York, Barcelone, Milan, 1979.

20

174. MILHAUD G., « Mécanisme d'action de la calcitonine au niveau de la matrice calcifiable » *in*: L. ROBERT et H. GREILING éd., *Pharmacologie cellulaire et moléculaire des maladies du tissu conjonctif*, p. 227-239, Boehringer Ingelheim, Mannheim, Reims, 1983.

175. DELMAS P. et MEUNIER P.J., « L'ostéoporose au cours du syndrome de Klinefelter », *La Nouvelle Presse médicale*, 10, 1981, p. 687-690.

176. SMITH D.A.S. et WALKER M.S., « Changes in Plasma Steroids and Bone Density in Klinefelter's Syndrome », *Calc. Tiss. Res.*, 22, suppl. mai 77, 1978, p. 225-228.

177. FORESTA C., GUARNERI G., SCANELLI G. et coll., « Osteoporosis in Elderly Men (letter) », *Clin. Endocrinol.*, 21, 1984, p. 309.

178. FORESTA C., RUZZA G., MIONI R. et coll., « Osteoporosis and Decline of Gonadal Function in the Elderly Male », *Horm. Res.*, 19, 1984, p. 18.

179. FORESTA C., BURNARDO B., RUZZA G. et coll., « Lower Calcitonin Levels in Young Hypogonadic Men with Osteoporosis », *Horm. Metab. Res.*, 15, 1983, p. 206.

21

180. ARON-BRUNETIÈRE R., *Les Forces de L'âge*, Albin Michel, Paris, 1986.

181. PELISSE M., « Lichen scléro-atrophique génital », *Dermatologie du Praticien*, 9, 1981, p. 35-40.

23

182. DEBLED G., « L'hyperœstrogénie associée à la dysectasie fibreuse de l'urètre prostatique », *Bulletins et Mémoires de la Société de médecine de Paris,* 7, 1980, p. 199-204.

24

183. DANA A., *Atlas d'échographie de la prostate,* Masson, Paris, Barcelone, Milan, Mexico, 1988.
184. STROMAYER W.L., BICHLER K.-H., FLÜCHER S.H. et WILBERT D.M., « Local Microwave Hyperthermia of Benign Prostatic Hyperplasia », *J. Urol.,* 144, 1990, p. 913-917.
185. GOLDENBERG S.L., PEREZ-MARRERO R.A., LEE L.M. et EMERSON L., « Endoscopic Balloon Dilatation of the Prostate », *Early Experience: J. Urol.,* 144, 1990, p. 83-88.
186. ISHIMARU T., PAGES L. et HORTON R., « Altered Metabolism of Androgens in Elderly Men with Benign Prostatic Hyperplasia », *J. Clin. Endocr. Metab.,* 45, 1977, p. 695-701.
187. KRIEG M., KLÖTZL G., KAUFMANN J., et VOIGT K.D., « Stroma of human Benign Prostatic Hyperplasia : Preferential Tissue for Androgen Metabolism and Œstrogen Binding », *Acta Endocrinol.* (Copenhague), 96, 1981, p. 422-432.
188. WILSON J.D., « The Pathogenesis of Benign Prostatic Hyperplasia », *Am. J. Med.,* 68, 1980, p. 745-756.
189. MEIKLE A.W. et STANISH W.M., « Familial Prostatic Cancer Risk and Low Testosterone », *J. Clin. Endocrinol. Metab.,* 54, 1982, p. 1104-1108.
190. MEIKLE A.W., SMITH J.A. et WEST D.W., « Familial Factors Affecting Prostatic Cancer. Risk and Plasma Sex-Steroid Levels », *The Prostate,* 6, 1985, p. 121-128.
191. NORUMA A., HEILBRUN L.K., STEMMERMANN G.N. et JUDD H.L., « Prediagnostic Serum Hormones and the Risk of Prostate Cancer », *Cancer Research,* 48, 15 juin 1988, p. 3515-3517.

27

192. SARTORIUS N., « Épidémiologie de la dépression », *Chronique O.M.S.*, 29, 1975, p. 464-468.
193. MADHABANANDA S. et STUMF W.E., « Androgen Concentration in Neurons of Cranial Nerves and Spinal Cord », *Science*, 197, 1977, p. 77-79.
194. FREUD S., *Trois essais sur la théorie de la sexualité*, Gallimard, Paris, 1962.
195. PERSKY H., SMITH K.D. et BASU G.K., « Relation of Psychologic Measures of Aggression and Hostility to Testosterone Production in Man », *Psychosomatic Medecine*, 33, 3, 1971, p. 265-277.
196. SCARAMELLA Th. J. et BROWN W.A., « Serum Testosterone and Aggressiveness in Hockey Players », *Psychosomatic Medecine*, 40, 3, 1978, p. 262-265.
197. ROSE R.M. et HOLADAY J.W., « Plasma Testosterone, Dominance Rank and Aggressive Behaviour in Male Rhesus Monkeys », *Nature*, 231, 1971, p. 366-368.
198. ROSE R.M., BERNSTEIN I.S. et GORDON Th. P., « Consequences of Social Conflict on Plasma Testosterone Levels in Rhesus Monkeys », *Psychosomatic Medecine*, 37, 1, 1975, p. 50-60.
199. EHRENKRANZ J., BLISS E. et SHEARD M.H., « Plasma Testosterone : Correlation with Aggressive Behavior and Social Dominance in Man », *Psychosomatic Medecine*, 36, 6, 1974, p. 469-475.
200. MAZUR A. et LAMB Th. A., « Testosterone, Status, and Mood in Human Males », *Hormones and Behavior*, 14, 1980, p. 236-246
201. LEDERER J., « Le traitement des déviations sexuelles par l'acétate de cyprotérone. Le cerveau et les hormones », p. 249-260, 1974, dans: « L'inhibition pharmacologique de la libido : thérapeutique ou répression ? » par SERVAIS J.F., *Acta psychiat. belg.*, 82, 1982, p. 520-546.
202. DE LIGNIÈRES B. et MAUVAIS-JARVIS P., « Endocrinologie de la dépression. Rôle du cortisol et des hormones sexuelles », *Ann. Biol. Clin.*, 37, 1979, p. 49-57.
203. KLAIBER E.L., BROVERMAN D.M., VOGEL W., KOBAYASHI Y.,

«The Use of Steroid Hormones in Depression», *in: Psychotropic action of hormones*, 139, Spectrum, New York, 1976.

204. HERRMANN W.M. et BEACH R.C., « Psychotropic Effects of Androgens: a Review of Clinical Observations and New Experimental Findings», *Pharmacopsychiatr. Neuropsychopharmakol.*, 9, 1976, p. 205-219.

205. VAN LAERE J-E., *Éléments de Psychiatrie*, Éditions Médicales Flammarion, Paris, 1961.

29

206. BEAULIEU E.-E., *Hormones*, p. 83, Hermann Éditeurs des sciences et des arts, 1978.

207. EDWARDS C.N., STEINTHORSSON E. et NICHOLSON D., «An Autopsy Study of Latent Prostatic Carcinoma», *Cancer*, 6, 1953, p. 531.

208. FRANKS L.M., « Latent Carcinoma of the Prostate », *J. Path. Bact.*, 68, 1954, p. 603.

209. MC. NEAL J. E., BOSTWICK D.G., KINRACHUK R.A., REDWINE E.A., FREIHA F. S. et STAMEY T.A., « Patterns of Progression in Prostate Cancer », *Lancet*, 1, 1986, p. 60.

210. ZARIDGE G. et BOYLE P., «Cancer of the Prostate : Epidemiology and Etiology», *Br. J. Urol.*, 59, 4, 1987, p. 493-502.

211. SCHUURS A.H.W.M. et VERHEUL H.A.M., « Effects of Gender and Sex Steroids on the Immune Response », *J. Steroid Biochem.*, 35, 2, 1990, p. 157-172.

212. AHMED S.A., PENHALE W.J. et TALAL N., «Sex Hormones, Immune Responses, and Autoimmune Diseases», *AJP*, 121, 3, 1985, p. 531-551.

213. SASSON S. et MAYER M., «Antiglucocorticoid Activity of Androgens in Rat Thymus Lymphocytes », *Endocrinology*, 108, 1981, p. 760-766.

214. GAMBRELL R.D., MASSEY F.M., CASTADENA T.A. et coll., «Reduced Incidence of Endometrial Cancer Among Postmenopausal Women Treated with Progestogens», *J. Ass. Geriatr. Soc.*, 27, 1979, p. 389-394.

215. LESSER M.A., VOSE S. et DIXEY G.M., « Effect of Testoste-

rone Propionate on the Prostate Gland of Patients Over 45 »,
J. Clin. Endocr., 15, 1955, p. 297-300.

216. GOOREN L.J.G., « Long-Term Safety of the Oral Androgen Testosterone Undecanoate », *Int. J. Androl.*, 9, 1986, p. 21-26.

217. NORUMA A., HEILBRUN L.K., STEMMERMANN G.N. et JUDD H.L., « Prediagnostic Serum Hormones and the Risk of Prostate Cancer », *Cancer Research*, 48, 1988, p. 3515-3517.

218. MC MAHON M.J., BUTLER A.V.J. et THOMAS G.H., « Morphological Responses of Prostatic Carcinoma to Testosterone in Organ Culture », *Br. J. Cancer*, 26, 1972, p. 388-394.

219. Veterans Administration Cooperative Urilogical Research Group (VACURG), « Treatment and Survival of Patients with Cancer of the Prostate », *Surg. Gynecol. Obstet.*, 124, 1967, p. 1011-1017.

220. LABRIE F., DUPONT A. et BELANGER A., « Un nouveau traitement du cancer de la prostate : La suppression complète des androgènes », *In* : MAUVAIS-JARVIS P., SCHAISON G., BOUCHARD P., MAHOUDEAU J. et LABRIE F., *Médecine de la reproduction masculine*, p. 367-383, Flammarion Médecine-Sciences, Paris, 1984.

221. PROUT G. R. Jr. et BREWER W.R., « Response of Men with Advanced Prostatic Carcinoma to Exogenous Administration of Testosterone », *Cancer*, 20, 1967, p. 1871-1877.

222. MORALES A., CONNOLLY J.G., et BRUCE A.W., « Androgen Therapy in Advanced Carcinoma of the Prostate », *Can. Med. Assoc. J.*, 105,1971, p. 71-72.

BIBLIOGRAPHIE ET FILMOGRAPHIE
DE L'AUTEUR

Le docteur Georges Debled est l'auteur de très nombreuses publications, films médicaux et conférences.

Bibliographie sélectionnée

– « L'anatomie de l'uretère terminal », Procès-verbaux et
discussions de *l'Association française d'urologie*, 66e session,
1972, p. 514-523.
– « Les malformations congénitales obstructives de l'uretère
terminal », *Procès-verbaux et discussions de l'Association française
d'urologie*, 66e session, 1972, p. 523-534.
– « L'étiologie du reflux vésico-urétéral primaire », *Procès-
verbaux et discussions de l'Association française d'urologie*, 67^e
session, 1973, p. 580-585.
– « La mictiographie », *Procès-verbaux et discussions de l'Association française d'urologie*, 67e session, 1973, p. 590-593.
– « Der Aufbau des terminalen Ureters », 5-10, dans *Der
vesiko-ureterorenale Reflux*, Georg Thieme Verlag, Stuttgart, 1974.
– « Die Ätiologie des Primären vesico-ureteralen Refluxes »,
p. 10-16, dans *Der vesiko-ureterorenale Reflux*, Georg Thieme
Verlag, Stuttgart, 1974.
– « L'anatomie pathologique de l'uretère dilaté », *Procès-
verbaux et discussions de l'Association française d'urologie*, 68^e
session, 1974, p. 521-525.
– « La chirurgie de l'impuissance », *Procès-verbaux et discus-*

sions de l'Association française d'urologie, 70ᵉ session, 1976, p. 517-519.

– « La résection endoscopique à double courant ». *Acta Endoscopica et Radiocinématographica*, tome VII n° 6, 1977.

– « Andrologie. – L'infection des organes génitaux de l'homme. – La stérilité masculine. – La chirurgie de la verge », *Belgian Medical Year Book*, 1978, p. 92-105.

– « La chirurgie de l'impuissance », *Bulletins et Mémoires de la Société de médecine de Paris*, 3, 1979, p. 78-80.

– « Andropause : Le castrat : un modèle "expérimental". *Le Quotidien du médecin*, n° 4308, 24 mai 1989.

– « Andropause : Dépister pour reculer le vieillissement prématuré », *Le Quotidien du médecin*, n° 4313, 31 mai 1989.

– « *Andropause*: Sclérose des corps caverneux, le fatalisme n'est plus de mise », *Le Quotidien du médecin*, n° 4318, 7 juin 1989.

– « Andropause : Les troubles "émotionnels" ne doivent pas cacher l'impuissance organique », *Le Quotidien du médecin*, n° 4323, 14 juin 1989.

– « Andropause : les troubles de l'éjaculation », *Le Quotidien du médecin* », n° 4328, 21 juin 1989.

– « Andropause : les perturbations de la miction », *Le Quotidien du médecin*, n° 4334, 29 juin 1989.

– « Andropause : l'atrophie de la prostate », *Le Quotidien du médecin*, n° 4372, 26 septembre 1989.

– « Andropause : des difficultés mictionnelles à l'insuffisance rénale », *Le Quotidien du médecin*, n° 4377, 3 octobre 1989.

– « Andropause : Un âge où « tout se dégrade », *Le Quotidien du médecin*, n° 4382, 10 octobre 1989.

– « Andropause : les hormones sexuelles de l'homme », *Le Quotidien du médecin*, n° 4387, 17 octobre 1989.

– « Andropause : le généraliste et l'exploration du vieillissement sexuel », *Le Quotidien du médecin*, n° 4397, 31 octobre 1989.

– « Andropause : les androgènes favorisent-ils l'apparition

d'un cancer de la prostate ? », *Le Quotidien du médecin*, n° 4401, 1989.

– «Andropause : le traitement hormonal», *Le Quotidien du médecin*, n° 4422, 6 décembre 1989.

Filmographie sélectionnée

– *Le Traitement chirugical de la rupture des corps caverneux*, 1975.

– *Le Traitement chirurgical de l'impuissance*, 1975.

– *Le Traitement chirurgical de la varicocèle*, 1975.

– *La Création d'une spermatocèle artificielle*, 1975.

– *La Circoncision sous-épithéliale ou la reconstruction anatomique du prépuce*, 1978.

– *La Résection endoscopique de la prostate sous irrigation continue (technique d'Iglésias)*, 1979.

– *Le pontage artériel, traitement chirurgical de l'impuissance*, 1984.

INDEX

TABLE DES MATIÈRES

Table **287**

Cet ouvrage composé
par L'Atelier du Livre à Reims
a été imprimé et broché
sur les presses de l'imprimerie Pollina à Luçon
en décembre 1991
pour les Éditions Albin Michel.

N° d'édition : 12352. N° d'impression : 14717
Dépôt légal : avril 1992